地域保健福祉活動のた

地域看護
アセスメントガイド

第2版

地区活動ならびに施策化のアセスメント・活動計画・評価計画の立案

佐伯和子 編著

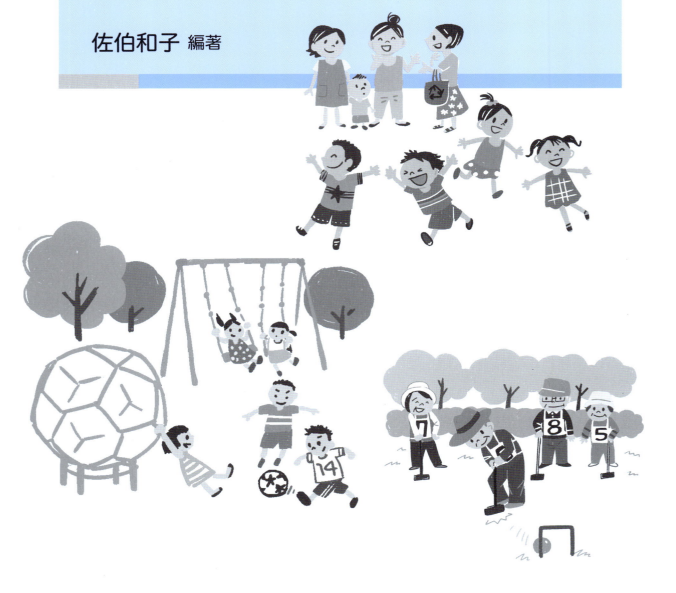

医歯薬出版株式会社

執筆者一覧

編　集

佐伯　和子　富山県立大学看護学部 教授，北海道大学 名誉教授

執　筆

麻原　きよみ　聖路加国際大学大学院看護学研究科 教授
和泉　比佐子　神戸大学大学院保健学研究科 教授
上田　泉　札幌医科大学保健医療学部看護学科/専攻科公衆衛生看護学専攻 教授
工藤　禎子　北海道医療大学看護福祉学部看護学科 教授
佐伯　和子　編集に同じ
平野　美千代　北海道大学大学院保健科学研究院 准教授
本田　光　札幌市立大学看護学部 准教授

This book is originally published in Japanese under the title of :

CHIIKIHOKENFUKUSHIKATSUDO NO TAMENO
CHIIKIKANGO ASESUMENTO GAIDO
CHIKUKATSUDO NARABINI SHISAKUKA NO
ASESUMENTO・KATSUDOKEIKAKU・HYOKAKEIKAKU NO RITSUAN

(Assessment Guide for Community Health Care)

Editor :
SAEKI, Kazuko
　Professor, Toyama Prefectual University
　Professor Emerita, Hokkaido University

ⓒ 2007　1st ed.
ⓒ 2018　2nd ed.

ISHIYAKU PUBLISHERS, INC.
　7-10, Honkomagome 1 chome, Bunkyo-ku,
　Tokyo 113-8612, Japan

はじめに

　地方の時代といわれ，また，地方分権が推進され，それぞれの地域が地域特性に見合った保健医療福祉活動を行うようになりました．たとえば，地域包括ケアの体制整備においても，民間資源の種類や量が豊富な都市部と，行政が多くを担う地方とでは，ネットワーク構築のあり方が異なります．また，東日本大震災時には，東北地域での人びとの日常的な顔のみえる関係が，極度の困難な状況下でも互いを支え合うことにつながっていました．それぞれの地域には地域が築いてきた歴史があります．

　地域看護活動を進めるうえでは，それぞれの地域特性，地域の課題や強みを把握して，地域の課題を解決する必要があります．また，その活動を評価するためには，事前の実態把握を正確に行わなければなりません．本書「地域看護アセスメントガイド」は，地域看護活動を行うための最も基本となるアセスメントの視点と方法を明らかにしています．このアセスメントガイドは，看護の視点からの地域の理解と地域の健康課題を解決するための地区活動ならびに施策の計画立案と評価を行うための視点を明確にし，地区に根ざした活動や保健福祉事業の計画および評価計画の策定に活用されることを目的に開発しました．これらのアセスメントは根拠のある活動を行うために必須の過程です．本書初版が発行された2007年当時，とくに，健康課題の指標としては，医学モデルにもとづく医学的・身体生物学的な指標は明確でありデータも蓄積されていましたが，生活モデルにもとづく指標はほとんどありませんでした．そこで，NANDA（北米看護診断），NIC（看護介入分類），NOC（看護成果分類），ICNP®（看護実践国際分類），ICF（国際生活機能分類）などの成果を参考に，地域での健康課題の分類を行いました．

　それから10年余りが経過し，健康日本21や健やか親子21など，生活や行動に着目した健康指標は多くなり，保健福祉計画策定や介護保険事業計画立案は，保健師業務の一部として取り組まれるようになりました．一方では，地域づくり活動が推進され，「地区活動」の方法の明確化が課題となっています．今回の改訂では，地区活動のアセスメントを新たに収載し，また，事業評価に関する記述の充実，地域社会構造の枠組みの修正，各領域別の健康課題と指標の見直しを図りました．

　本書は「地域（看護）アセスメント」の用語を用いていますが，「地域診断」「地区診断」などの類似語とほぼ同義です．「診断」とは，広辞苑によれば「医師が患者を診察して病状を判断すること」と説明されています．本書で扱う健康課題については，データの収集と分析による推論の段階であり，ある一定の基準をもって地域の健康状態を判断するところまでは至っていないと考え，「アセスメント」としています．近い将来，「地域看護診断」が構築されることを願っています．

　本書を，地域をアセスメントするための入門書としてご活用いただき，根拠のある保健福祉事業の計画立案と評価，住民と共有できるデータを活用した協働的な地区活動の実践に役立つことを願っております．

2018年8月　編者

目次

I 基本編
地域看護アセスメントガイドとは

はじめに　*iii*

1 地域看護活動の目的と対象 ………………………………………………………（佐伯和子）2
1. 地域における保健福祉の動向　*2*
2. 地域看護活動の目的　*2*
3. 看護の対象としての地域　*2*
   個人・家族への支援の背景としての地域　/　住民組織・地域組織　/　日常生活圏である地区・小地域としての地域　/　自治体などの社会システムレベルの地域　/　地域社会の相互関係と多様性
4. 地域看護活動の対象としての健康課題の考え方　*4*
   地域の健康課題とは何か　/　健康課題と対策上の課題の区別

2 地域看護アセスメントの場面と展開 …………………………………………（佐伯和子）6
1. アセスメントの重要性　*6*
2. 地域看護アセスメントの場面　*6*
   はじめて出会う地域がどのようなところなのかを知りたいとき　/　地区・小地域での活動において　/　自治体の仕組みづくりや施策化活動において
3. 地域看護アセスメントの展開過程　*7*
   アセスメント過程の概要　/　日常の活動とアセスメント過程

3 地域特性のアセスメント …………………………………………………………（佐伯和子）10
1. 地域構造のモデル　*10*
   地域の歴史，自然・地理的環境　/　地域に暮らす人びと　/　地域内外の制度・施設
2. 地域概要の把握　*11*
3. 地域構造のモデルにもとづくアセスメント　*11*
   地域の歴史，自然・地理的環境のアセスメント　/　地域に暮らす人びと（人口集団）のアセスメント　/　地域内外の制度・施設のアセスメント

4 健康課題のアセスメント …………………………………………………………（佐伯和子）17
1. 健康課題の抽出と特定　*17*
   健康と生活の実態の5領域　/　健康課題の種類
2. 健康課題の優先性　*18*
3. 健康課題の分析（構造化）　*19*
   健康課題の原因・背景要因　/　健康課題への資源と対処力　/　健康課題が地域に及ぼす影響の予測
4. 健康課題を解決する対策の検討　*21*
   健康課題の類型による対策　/　関連要因の所在による対策

5 事業計画・評価計画 ……………………………………………………………………（佐伯和子）24

1. 事業計画の作成　　24
   政策体系における事業　/　事業計画作成のポイント
2. 事業評価計画の作成　　25
   評価目的　/　事業評価の構造　/　評価計画の作成

6 地区活動のためのアセスメント ……………………………………………………（佐伯和子）27

1. 地区活動の目的　　27
2. 地区活動のためのアセスメント/計画　　27
   地区の概要把握　/　地区の健康課題の抽出と分析　/　地区活動計画・評価計画
3. 地区活動のためのベースとなるアセスメント　　28

7 データ収集と分析 ……………………………………………………………………（麻原きよみ）30

1. 量的データ　　30
   量的データの特性　/　データの種類　/　収集方法　/　調査方法　/　分析
2. 質的データ　　33
   質的データの特性　/　データの種類　/　収集方法　/　調査方法　/　分析
3. 収集したデータを総合的に判断する　　36
4. データの取り扱いに関する倫理的配慮　　36

8 領域・対象別のアセスメントガイド（項目と指標） ……………………………………37

1. アセスメント項目全体の構成　　（平野美千代）37
   アセスメントガイドの枠組み　/　健康と生活の5領域と大項目，中項目
2. 地域の全体的な健康のアセスメント　　（平野美千代）42
   地域全体の健康をアセスメントする必要性
3. 領域・対象別のアセスメントガイド　　43
   ・親子を対象とするアセスメントガイド　　（本田　光）
   ・成人を対象とするアセスメントガイド　　（和泉比佐子）
   ・健康な高齢者を対象とするアセスメントガイド　　（平野美千代）
   ・要支援，要介護の高齢者を対象とするアセスメントガイド　　（平野美千代）

II 実践編
地域看護アセスメントと評価の実際

1 地区活動の実践例 **親子保健活動**（子育てサロン）……………………（本田 光）*60*
地域概要の把握，保健師の問題意識，対象の背景にある地域特性の把握，人びとの健康状態と生活実態のアセスメント，健康課題の特定と分析，健康課題への対策，地区活動事業計画の立案，地区活動評価計画の作成

2 事業化の実践例 **高齢者保健活動**（認知症高齢者と家族）…………………（工藤禎子）*71*
地域概要の把握，保健師の問題意識，対象の背景にある地域特性の把握，人びとの健康状態と生活実態のアセスメント，健康課題の特定と分析，健康課題への対策，事業計画の立案，事業評価計画の作成

3 事業化の実践例 **親子保健活動**（子どもの虐待予防）……………………（上田 泉）*87*
地域概要の把握，保健師の問題意識，対象の背景にある地域特性の把握，人びとの健康状態と生活実態のアセスメント，健康課題の特定と分析，健康課題への対策，事業計画の立案，事業評価計画の作成

4 施策化の実践例 **成人保健活動**（メタボリックシンドローム／糖尿病対策）…（和泉比佐子）*104*
地域概要の把握，保健師の問題意識，対象の背景にある地域特性の把握，人びとの健康状態と生活実態のアセスメント，健康課題の特定と分析，健康課題への対策，施策体系の立案，施策評価計画の作成

文献　*123*

本文デザイン・装丁：西澤 明，イラスト：ヨシザキアサコ

I 基本編
地域看護アセスメントガイドとは

1 地域看護活動の目的と対象

1. 地域における保健福祉の動向

　人びとが健康に日々の暮らしを営むことができるように，基本的人権を保障し生活権を支援するのが社会保障制度である．社会保障制度のうち保健医療福祉制度は，人びとの健康増進，予防，治療，リハビリテーションについて，出生前からエンド・オブ・ライフに至るまでを支援するもので，そのあり様は，社会背景が大きく関連している．

　少子高齢化が進行し，国全体の人口減少が明確になってきた．社会保障費の膨大な伸びにより，国の普通国債残高は主要先進国のなかでも突出している．国は社会保障制度改革を推進し，基本的考え方として，①自助・互助・共助・公助の組み合わせ，②社会保障機能の充実と給付の重点化・効率化，③税と社会保険の役割分担，④給付と負担の世代間の公平を示した．

　一方では，社会格差の拡大により人びとの健康格差も顕著になっている．個人の努力だけでは健康を守ることができないため，保健医療福祉制度のあり様が問われる．

　人びとの健康を守るために国と地方の仕組みづくりにおいて，「共助」の重要性と地方の責任が明言され，地域を基盤にした保健医療福祉活動の重要性が増している．人びとが健康な生活を送れるように，地域の実情に即して独自性をいかした政策が必要である．子育て支援，医療と介護の連携，地域包括ケアシステムという多職種・他機関連携，住民との協働によるネットワークの構築が具体的に進められている．

2. 地域看護活動の目的

　保健医療福祉制度において地域看護は，地域に暮らす人びとの健康と日常生活を守り支える役割を担っている．地域看護活動は社会的公正をめざして，地域の人びとの文化的な最低限度の生活を守り，健康で豊かな生活が送れるよう人びとのQOLを高めることを目的としている．

　暮らしやすい地域社会を地域の人びととともに創造し，保健医療福祉サービスを提供し，地域資源を有効に活用するとともに新たな資源の開発や制度の創設を行い，ケアシステムの構築を図る．

3. 看護の対象としての地域

　地域看護は地域に暮らす人びとを対象に行う看護であり，在宅で療養する人びとや家族を対象とする看護（community-based nursing）と，地域全体を対象とする看護（community-oriented nursing）がある．在宅看護において，地域は支援の対象となる個人/家族の生活の場であり背景である．また，公衆衛生看護において，地域は看護活動の対象となる．

　地域全体を対象とする看護活動において，地域とは地理的に限定された一定の空間であり，都道府県，市町村，保健所管轄区域などの行政区域，地区/小地域，医療圏，通学区などの区域が該当する．地域はその区域内に，人びとが生活していくためのさまざまな生活環境施設（教育施設や保健医療福祉施設など）と，地勢や気候などの自然環境を有している．これらは人びとが地域で暮らすための資

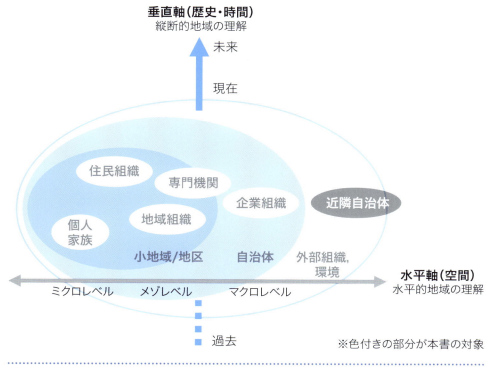

図1　看護が対象とする「地域」

源であり，財産である．地域に暮らす人びとは，歴史的時間と地理的な空間を共有することで，共通の価値観や関心，生活習慣を有し，相互に交流し，作用し合って地域社会を形成している．

地域を理解するための軸として，現在をとらえる水平的な軸と，歴史的な時間の流れをとらえる垂直的な軸がある（**図1**）．

1）個人／家族への支援の背景としての地域

個人／家族は日々の生活を地域で送っており，その健康課題の背景には，地域の価値観や生活習慣などの文化的要因，生活環境としての地域の地理的環境，地域社会の諸制度などがある．また，健康課題を解決するために，地域資源を理解し活用することもある．

2）住民組織／地域組織

地域には，自治会や町内会など地縁に基づいてつくられた組織や，育児サロンやセルフヘルプグループ，地域活動のためのNPO法人などある目的のためにつくられた組織がある．保健師は専門職として，これらの組織のメンバーが共有する健康課題や組織運営の課題の解決に向けて支援する．時には，地域の健康課題を解決するために，協働活動を行うこともある．

3）日常生活圏である地区／小地域としての地域

地区／小地域において地域の人びとが共通に抱える健康課題には，専門家の支援が必要な課題と地区の人びとが自分たちで解決できる課題がある．高齢者の見守りや子育て支援，防災活動などは地区で解決可能な健康課題であり，住民が主体となり，専門家や関係機関と協働して解決する．

4）自治体などの社会システムレベルの地域

自治体では，人びとが健康に暮らせるように，「健やか親子21」計画，「健康日本21」計画，保健福祉計画，介護保険事業計画，地域医療計画などの行政計画を策定している．そして，それらの計画や地域の健康ニーズに基づき，保健福祉事業を実施している．

また，企業は，労働者の健康を守る対策を企画立案し，労働者の健康に責任をもつ．
※本書でのアセスメントの対象は，3）と4）である．

5）地域社会の相互関係と多様性

国，都道府県，市町村，地区はそれぞれ異なる役割と機能をもっており，その関係は重層的なシステムとしてとらえられる．

たとえば，図2のA市の健康課題を考えてみよう．A市の人びとのライフスタイルをみると，日本の経済状態や文化の影響を受けている．また，対策レベルでは，国の政策により市の保健事業が規定されることもある．このように，市は，国や都道府県などの上位システムの経済や文化，行政などの影響を受ける．

また，医療圏を考えると，近隣の市町村と相互に依存している場合がある．これは対外システムとの関連である．

市内のそれぞれの地区には特性があり，産業や風習，資源の偏在により，地区によってライフスタイルが異なることがある．市を単位として健康課題を考える場合には，地区の特性など下位システムの多様性を考慮しながら，市としてのアセスメントを行う．

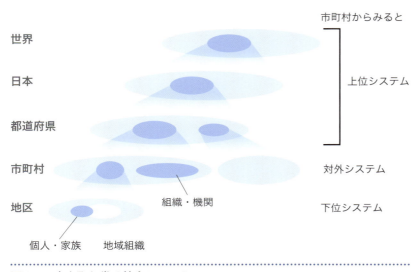

図2　A市を取り巻く社会システム

4. 地域看護活動の対象としての健康課題の考え方

健康課題をどのようにとらえるかということは，いいかえれば，地域を看護の対象としてどのように診断しようとしているかということである．

地域看護活動の大きな特徴は，健康増進と予防に重点が置かれていることである．実在型の看護問題を対象とする臨床での看護と比べると，健康課題をみる観点が少し異なる．

1）地域の健康課題とは何か

看護は人を対象とする実践活動であり，何らかのストレッサーへの人の反応を看護問題（課題）としている．地域においては，個人のみならず集団としての人びとを対象とし，看護の対象である健康と生活の現象に焦点を当てて，その実態から支援の必要性のある実態を健康課題としている（図3）．健康課題についてくわしくは「4　健康課題のアセスメント」（p 17）を参照

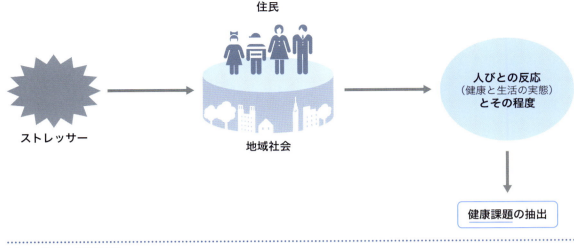

図3 地域の健康課題

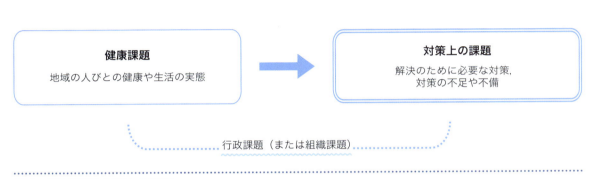

図4 健康課題と対策上の課題

2) 健康課題と対策上の課題の区別（図4）

　地域看護活動は，健康課題を明らかにすることから始まる．看護の対象は地域に暮らす人びとであり，人びとの健康や生活の実態が健康課題となる．

　行政の役割は，地域の健康課題を解決し，地域の住民の健康と生活を支えることであり，地域資源を創設するための新たな制度を設けたり，人びとへのサービス提供などの行政施策を打ち出したりしている．保健師は，地域の人びとの健康や生活の実態だけでなく，健康課題に関連する社会資源や制度なども合わせてアセスメントする．

　認知症の高齢者の場合を考えてみよう．人びとの健康や生活の実態として，認知症の高齢者がいること，家族が介護の負担を感じていることがあり，これらが健康課題となる．認知症の高齢者が地域で安全に暮らすためには，デイケアサービス施設の充足や，地区での見守り体制の拡充を図ることが必要となる．これらは健康課題に対する社会資源の不足や不備であり，地域の保健福祉システムの問題である．地域の人びとの健康課題を解決するのが行政の役割であり，デイケアサービス施設の充足は（人びとのもつ）健康課題ではなく，対策上の課題となる．

　また，ノーマライゼーションの浸透により，障がいをもった人びとが地域に出ていくことも当たり前となった．車椅子を使用できるトイレの地図や道路情報があると，地域に出かけやすくなる．これは，不足というよりも新たな必要が生まれたと考えることができ，より良い暮らしとまちづくりの対策のひとつとなる．

2 地域看護アセスメントの場面と展開

1. アセスメントの重要性

健康や生活の実態を質的または量的なデータとして明らかにしておくことで，次のような効果を得ることができる．

- 効果1　地域の実態を住民と共有できる
- 効果2　地域の実態を関係機関，関係職者と共有できる
- 効果3　評価時に介入前のベースラインデータとして活用できる
- 効果4　評価時の指標を予測できる

2. 地域看護アセスメントの場面（図5）

1) はじめて出会う地域がどのようなところなのかを知りたいとき

保健師として就業したとき，人事異動による転勤で新任地の自治体や保健所に配属されたときには，まずその地域の概要を把握する必要がある．また，学生の実習では，実習地域となった自治体や地区/小地域の概要を理解することから実習が始まる．

2) 地区/小地域での活動において

(1) 担当地区の概要を把握するとき

担当する地区/小地域がどのような特性をもつのか，まず概要を知ることから始まる．地区のデータベースを整備することで，地区の人びとの特徴やキーパーソンを把握できる．

(2) 保健師の直感で問題と思う事象に出会ったとき

介護予防のために地区での地域サロンが必要ではないかと感じるときを思い浮かべてみよう．閉じこもりにはなっていないが，このままにしておくと閉じこもりや寝たきりになるかもしれない予備軍の存在を，事例として無意識のうちに思い描いてアセスメントしている．日常の保健師活動では，保健や福祉の事業を念頭に置きがちだが，その前に健康課題は何かを認識することが大切である．

(3) 住民の声や個別支援で問題と思う事象に出会ったとき

地区活動のなかで，町内会の役員や民生委員から地区の実態に関する情報を得ることがある．住民の声から問題意識を広げ，地区全体を把握したいと考えるときは，地域のアセスメントが必要と感じているときである．また，訪問対象となっている認知症を抱える高齢夫婦世帯への支援を通して，単に個別支援の問題ではなく地区に共通する問題であると気づき，地区全体の実態を把握し，その課題を分析するときに地域のアセスメントを行う．

3) 自治体の仕組みづくりや施策化活動において

(1) 保健福祉医療の行政計画を策定するとき

「健康日本21」地方計画などの保健福祉計画や介護保険事業計画を策定する際には，5年または

10年先を見通して長期の計画を立てる．できるだけ広範囲に地域を見渡し，地域の人びとの健康や生活の実態の要点を網羅したアセスメントが必要である．

(2) 事業計画・評価計画を作成するとき

行政計画に基づいて，それぞれの健康課題解決のために体系的に事業が組み立てられている．事業の実施にあたっては，対象を明確にするための地域のニーズ分析や，事業を運営するための資源の有無など，より深い地域のアセスメントが必要になる．

(3) 事業を見直すとき

事業を見直すためには，事業開始時の健康課題がどれくらい解決されたのか，また，時間の経過によりニーズが変化していないかをアセスメントする必要がある．健康課題が解決されていれば事業を終了することができ，ほとんど解決されていなければ関連要因を見直して，新たな対策を検討する必要がある．

(4) ケアシステムについて考えるとき

高齢者，子育てなど，課題に合わせた包括的なケアシステムを構築することが国の政策として求められている．たとえば，介護予防の地域包括ケアシステムを検討する際には，医療機関，福祉機関，保健機関の各施設の実態と実施事業や活動の実際を施設間で共有し，連携の実態を整理することから始める．そして，連携における課題など，組織間の意思疎通を図り，円滑に連携する方法をシステム化するための方策や制度を検討する．地域の実態を知ることとは，地域をアセスメントするということである．

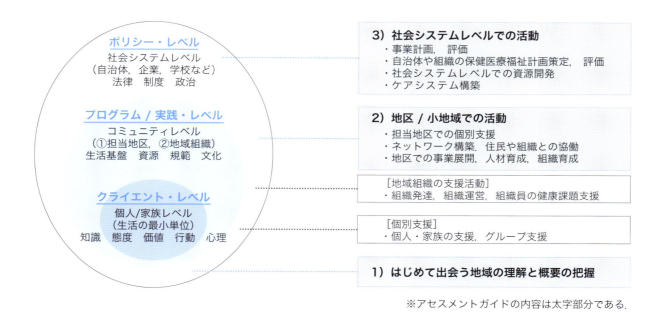

図5 地域における看護活動とアセスメント
(佐伯和子：保健師教育における地域診断技術教育の意義と到達目標．保健師ジャーナル，71 (4)：278-285，2015．を一部改変)

3. 地域看護アセスメントの展開過程

地域を対象とする看護過程も，個人／家族を対象とする看護過程と同様に問題解決過程を活用している．その過程は，事業展開の場合は，PDCA（Plan, Do, Check, Act；計画，実施，評価，改善）が用いられることが多い（図6）．

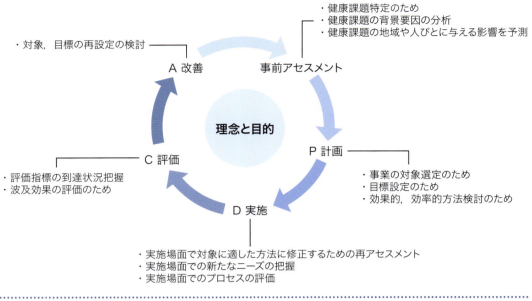

図6 PDCA／看護過程と各段階でのアセスメント

1) アセスメント過程の概要（図7）

　保健師が地域で活動をするときに，まず，どのように地域と住民を理解し，健康や生活の状態をみるとよいのかを考えよう．

(1) 対象となる地域／地区および人口集団の特定

①　対象となる地域／地区の特定
- 都道府県，市町村などの自治体，広域自治体
- 受け持ち地区（保健所管内などの管轄区域，学校区，自治会など）
- 学校や企業などの特定集団
- 病院の診療圏，訪問看護ステーションのサービス区域など

②　アセスメントの対象となる集団の明確化
- 地域の住民全員
- 特定の集団
    - ───年齢別集団（例：乳幼児，思春期，成人期，高齢者など）
    - ───健康レベル別集団（例：健康高齢者，虚弱な高齢者，要介護高齢者など）
    - ───共通の健康課題をもつ集団（例：家族介護者，高血圧療養者など）　など

(2) データベースアセスメント，フォーカスアセスメントの実施

　地域の概要をざっと把握するアセスメントがデータベースアセスメントである．地域を理解するための基本項目をアセスメントすることで，地域全体を広い視点で，ポイントを押さえて把握し，理解するために行う．一次的なアセスメントであり，おもな内容は以下のとおりである．

- 対象となる地域および集団の特定
- 地域特性の概要のアセスメント（自然・地理・歴史，地域内外の環境，人口集団）
- 地域の人びとの健康と生活の実態に関する概要のアセスメント（人口集団全体の健康レベル，おもな分野での健康状態と生活の実態）
- 主要な健康課題の抽出
- 地域の全体像の要約

　健康課題を抽出して，その背景や対処力など，関連する要因を詳細に分析するためのアセスメントがフォーカスアセスメントであり，二次的なアセスメントである．

- 対象の背景にある地域特性の把握

- 地域の人びとの健康と生活の実態のアセスメント（生物身体的，心理的，社会的，行動的，スピリチュアルの5領域から）
- 健康課題の特定と分析（背景，対処力，影響の分析）
- 健康課題の優先性の判断，アセスメントにもとづく対策の検討

(3) 計画立案
- 事業計画の立案
- 事業評価計画の作成

2) 日常の活動とアセスメント過程

　アセスメントの基本的な過程は，各作業過程を段階を経て直線的に行う．しかし，実際の地域における活動では，家庭訪問や介護予防教室，ネットワーク会議など日々の活動場面でその時々の場面に応じて，情報収集とアセスメントをしている．これらの日常の活動における再アセスメントは，実践活動をより効果的なものにしている．また，その積み重ねが評価にいかされ，PDCAのA（改善）として次への活動につながっている．

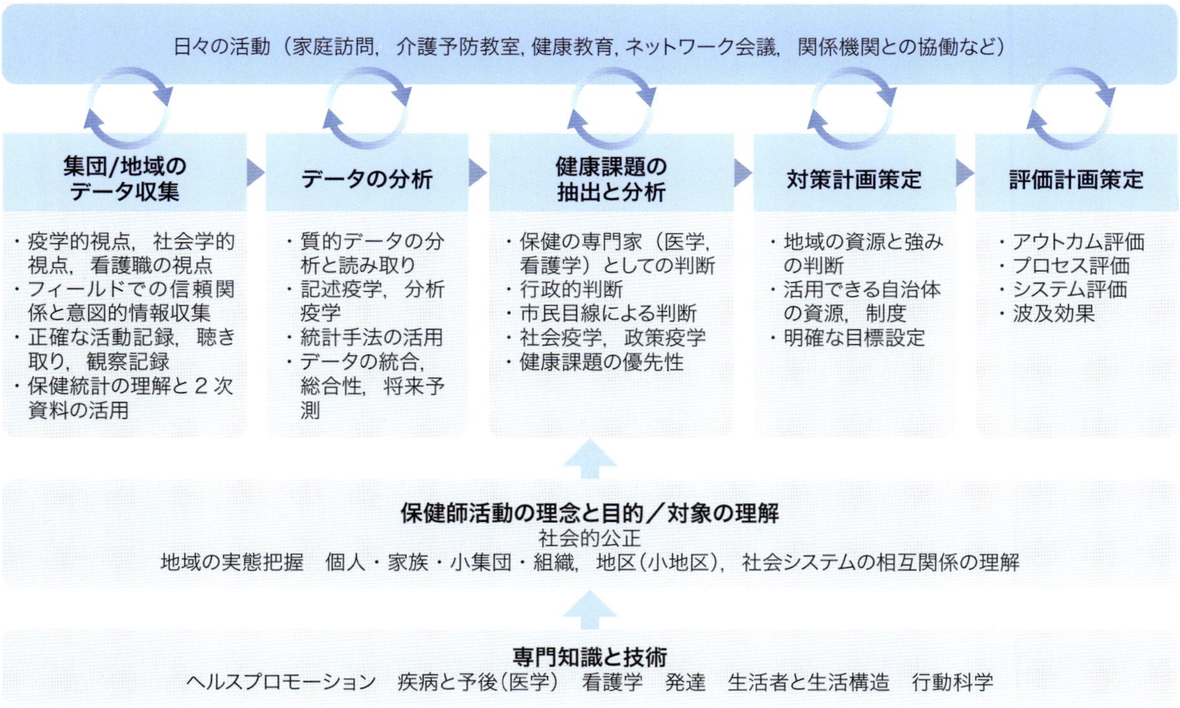

図7　地域のアセスメントのプロセス
（佐伯和子：保健師教育における地域診断技術教育の意義と到達目標．保健師ジャーナル，71（4）：278-285，2015．を一部改変）

日々の活動（家庭訪問，介護予防教室，健康教育，ネットワーク会議，関係機関との協働など）				
集団/地域のデータ収集	**データの分析**	**健康課題の抽出と分析**	**対策計画策定**	**評価計画策定**
・疫学的視点，社会学的視点，看護職の視点 ・フィールドでの信頼関係と意図的情報収集 ・正確な活動記録，聴き取り，観察記録 ・保健統計の理解と2次資料の活用	・質的データの分析と読み取り ・記述疫学，分析疫学 ・統計手法の活用 ・データの統合，総合性，将来予測	・保健の専門家（医学，看護学）としての判断 ・行政的判断 ・市民目線による判断 ・社会疫学，政策疫学 ・健康課題の優先性	・地域の資源と強みの判断 ・活用できる自治体の資源，制度 ・明確な目標設定	・アウトカム評価 ・プロセス評価 ・システム評価 ・波及効果

保健師活動の理念と目的／対象の理解
社会的公正
地域の実態把握　個人・家族・小集団・組織，地区（小地区），社会システムの相互関係の理解

専門知識と技術
ヘルスプロモーション　疾病と予後（医学）　看護学　発達　生活者と生活構造　行動科学

3 地域特性のアセスメント

1. 地域構造のモデル

地域は複雑な構造をもち，複雑に機能している．そこで本書では，地域をとらえるためのわかりやすいモデルとしてコミュニティ・アズ・パートナーモデル（p 12，COLUMN を参照）をもとに，鈴木の都市の社会構造，松原のコミュニティ論を参照して，地域社会の構造と人びとの生活構造を示すモデルを作成した（**図 8**）．モデルの特性は以下のとおりである．

I 地域の歴史，自然・地理的環境

- 地域は歴史的な流れのなかに置かれており，過去の歴史が現代の生活様式や地域の価値観を形成している．また，現在の地域は未来に向かう過程のなかにある．タテの時間軸である
- 地域は自然や地理的環境のなかにある．ヨコの広がりである空間軸である

II 地域に暮らす人びと

- 看護においては，「地域に暮らす人びと」（人口集団）をコアに据え，人口学的構成，人びとの意識や行動に着目する

III 地域内外の制度・施設

- 地域は社会を形成し，人びとが安全に秩序をもって生活を営むために，さまざまな制度や施設を構築している．行政・政治構造，産業・経済構造などである．これらは，地域の健康課題が出現する原因や重要な背景要因であり，時には課題解決のための資源であり対処力になることもある

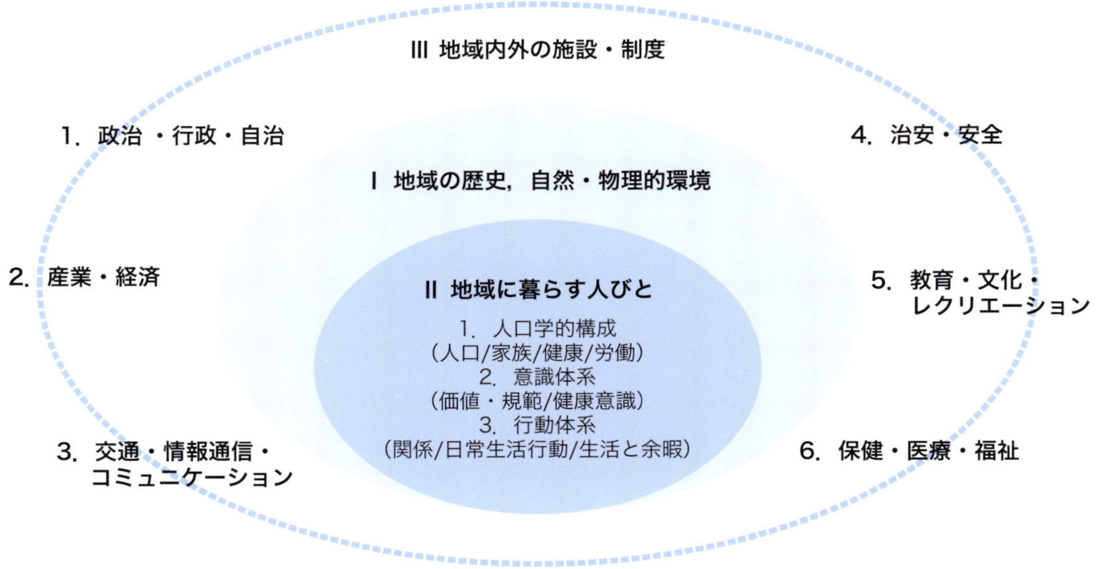

III 地域内外の施設・制度

1. 政治・行政・自治
2. 産業・経済
3. 交通・情報通信・コミュニケーション
4. 治安・安全
5. 教育・文化・レクリエーション
6. 保健・医療・福祉

I 地域の歴史，自然・物理的環境

II 地域に暮らす人びと
1. 人口学的構成（人口/家族/健康/労働）
2. 意識体系（価値・規範/健康意識）
3. 行動体系（関係/日常生活行動/生活と余暇）

図 8　地域構造のモデル

- 地域をアセスメントする際には，地域内部の制度・設備だけでなく，近隣である対外システムや上位システム・下位システムにも目を向けてアセスメントする

2. 地域概要の把握

まずは大きな地図を広げて，次のような視点から地域の全体像を把握してみよう．
- その地域の地理上の位置や面積，地形上の特徴
- 地域の総人口，年齢3区分別の人口割合，総人口の推移と今後の見通し
- 地域の主要産業
- 地域の歴史上重要な出来事

地理情報システム（geographic information system；GIS）を利用してみよう．

これは架空の地図である．この地域をアセスメントするうえで重要な点を書き込んでみよう．

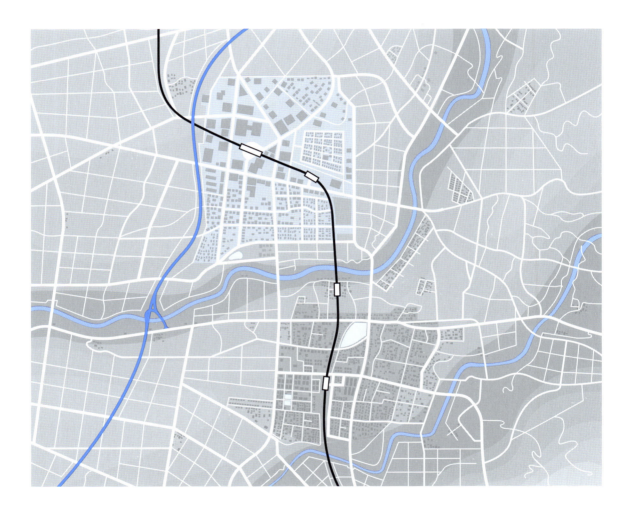

3. 地域構造のモデルにもとづくアセスメント

ここで紹介する「地域構造のモデルにもとづくアセスメント」は，データベースアセスメント，フォーカスアセスメントの両方に有用である．

1) 地域の歴史，自然・地理的環境のアセスメント

地域の歴史，自然・地理的環境を理解しよう（**表1**）．これらの理解には地図が役に立つ．

表1 地域の歴史，自然・地理的環境のアセスメント

視点と判断	項　目	データの例示
1　歴史		
・いつ頃から成立したのか，地域の創始者や開発者はいるのか，それは誰か	①開祖，始まり	地域の歴史書 歴史的遺構，文化財
・どのような発展をしてきたのか，その要因は何か ・地域の歴史がもたらした価値観や文化の特徴は何か	②発展，衰退の経緯	
2　自然・地理的環境		
・地形や地理的な特性は何か，それは地域の人びとの健康や生活にどう影響しているか	①地形的特性	地形（山河，湖沼，平野）
・近隣地域との距離や位置関係	②位置	
・地域の気候の特性と人びとの日常生活への影響は何か ・自然災害の危険性はないか	③気候	気温，降水降雪量
・安全で健康的な自然環境か	④大気・水質・土壌	空気，水，土壌
・土地の利用はどのような用途か	⑤主要産業と土地利用	街並み
3　主要機関の分布（地理的配置）		

※この項目は，「地域内外の制度・施設のアセスメント」でも確認する．

COLUMN

コミュニティ・アズ・パートナーモデル

　アンダーソン（Anderson ET）とマクファーレン（McFarlane J）によりコミュニティ・アズ・クライエントモデル（1988年）が発表され，それを改良したものがコミュニティ・アズ・パートナーモデルである．このモデルはベティ・ニューマン（Newman B）のニューマン・システムモデルをもとにしている．
　コミュニティ・アズ・パートナーモデルの特徴は，次のとおりである．
・理論（プライマリヘルスケア，疫学，環境，文化，倫理，健康政策，エンパワメント）に基づく実践を強調している
・コミュニティを看護活動のパートナーとして対等な関係と位置づけている
・コミュニティを全体としてとらえ，住民をコアに置き，その周りを8つのサブシステムが取り囲むとしている
・ストレス理論を適用し，住民の健康に影響を与える要因をストレッサーととらえ，その反応を健康問題や関心としてとらえている．コミュニティはそのストレッサーに対処する力をもつとしている
・看護過程，看護診断を取り入れている
・一次予防，二次予防，三次予防として対策を立案し，介入を行うものである
・評価まで含め，地域看護活動を総合的にとらえたモデルである
　ヘルスプロモーションの実践を理論的に整理して，実践に活用できるモデルである．ただし，母子や高齢者などの各論の活動におけるアセスメントについては，個々の分野別のテキストを参照する必要がある．

（Anderson ET, McFalane J ed（金川克子，早川和生監訳）：コミュニティアズパートナー　地域看護学の理論と実際．第2版，医学書院，2007.）

2) 地域に暮らす人びと（人口集団）のアセスメント

地域にはどのような人びとが暮らしているのかを理解しよう（**表2，3，4**）.

表2　人口学的構成の視点から

視点と判断・解釈	項　目	データの例示
1　人口構成		
・地域の人口規模の大きさと推移はどうなっているか ・保健活動対象はどれくらいか ・地域の安定性と流動性はどうか ・地域社会の発展と将来予測はどうか ・地域に暮らす人たちの多様性はどうか	<u>①人口規模と推移</u> 人口動態 人口の移動	総人口と推移 出生率，死亡率 人口の増減，流出入，定住人口，昼夜人口
・年齢別性別人口構成の特徴は何か ・ライフサイクルごとの保健ニーズと今後の予測はどうか	<u>②年齢別人口構成</u> 年少人口，老年人口	性別年齢別人口（5歳） 年齢3区分別人口と割合
・言語，価値観，行動様式の固有性と多様性はどうか ・それぞれの集団の独自性は尊重されているか	③人種・民族別人口 人種と民族 言語	人種別人口，民族別人口 使用言語，地域の言語
・地域内の地区別人口集団の特性に鑑みて，保健活動との関連はどうか ・人口の密集度に鑑みて，健康や社会問題との関連はどうか	④人口分布 人口の地理的偏在	地区別人口 人口密度
2　家族と人びと		
・人びとはどのような家族形態で暮らしているか ・健康課題をもつハイリスクとなる家族はどのような家族か	<u>①家族形態</u> 世帯構造	世帯総数と推移 形態別世帯数 独居高齢者，高齢夫婦世帯，独居障害者 家族員数
・家族は安定した結婚生活を営んでいるか	②婚姻状態	有配偶率，婚姻率，離婚率 既婚，未婚，離死別数（率）
3　健康と人びと		
・人びとの健康状態の指標である寿命はどの程度か	<u>①寿命</u>	平均余命，健康寿命
・地域で多くみられる疾病は何か	②疾病構造	死因別死亡率
4　労働と人びと		
・人びとはどのような労働に従事しているか	<u>①就業産業</u> 雇用状態と形態	産業別人口 雇用形態別人口
・人びとの生活は経済的に安定しているか，人びとの暮らし向きはどうか ・労働による生活の特徴はあるか ・労働による健康への影響はあるか	②収入と家計	所得水準 生活保護世帯率

※　下線の項目は基本となるデータ

表3　意識体系的な視点から

視点と判断・解釈	項　目	データの例示
1　価値・規範		
・住民の地域社会への愛着はどうか	①地域への愛着	
・人びとが信仰する宗教は何か ・宗教と関連した価値観やライフスタイルは何か	②信仰宗教	信仰している宗教別人口
・地域に特有の社会的規範は何か	③社会規範	住民の価値意識（ジェンダーについての意識と行動，保守的・進歩的意識）
・人びとの社会事象への関心は何か	④社会的関心	
・人びとの社会的役割意識はどうか ・地域社会のルーツと住民のアイデンティティはどうか	⑤社会役割意識	
2　健康意識		
・健康への関心の程度と内容はどうか	①健康の価値観	
・健康への認識と変容の可能性はどうか	②健康への関心	

表4　行動体系的な視点から

視点と判断・解釈	項　目	データの例示
1　人びとの関係		
・近隣関係や人びとのつながりはどのようになっているのか	<u>①近隣関係</u>	
・地域のキーパーソンとなる存在は誰か ・住民の凝集性と開放性，共生または排他主義意識はどうか	②キーパーソン	
2　日常生活行動		
・地域の人たちの生活圏はどの範囲か	①生活圏	一次生活圏，二次生活圏，三次生活圏
・地域の特徴的な食生活は何か	②食生活	
・地域の特徴的な住居形態はどうか	③住居	
3　生活と余暇		
・地域の人たちの教育への関心と教育レベルはどうか	①教育レベル	教育背景別人口 識字率，進学率
・地域の人たちの楽しみと気分転換は何か	②レクリエーション	祭事

※　下線の項目は基本となるデータ

3) 地域内外の制度・施設のアセスメント

対象となる地域の内外の状況を把握する（**表5**）．地域社会はどのような構造と仕組みになっているのか，地域の概要をより深く理解するためにアセスメントを行う．これらは地域社会の下位構造であり，サブシステムといえる．

表5　地域内外の制度・施設のアセスメント

視点と判断	項目	データの例示
主要機関の分布（地理的配置）		
・地域社会を構成する主要な機関の分布と配置はどのようになっているか	①交通網，道路網 ②主要な公的機関 ③主要な保健医療福祉機関	
1　政治・行政・自治		
・地域の政治的意思決定の構造と決定者の仕組みはどうか	①行政組織	行政組織・自治体の機構，法体系，条例
・おもな政策（活動方針）は何か ・保健福祉の政策は組織のなかでどのように位置づけられているか	②政策，活動方針	意思決定機関（議会と首長），政策（総合計画，保健福祉計画）
・自治体の財政力，地域の予算規模はどうか ・それらは安定的に確保されているか	③財政力	自治体財政，財政力指数
・住民の参加システムはどのようになっているか	④住民参加	政治的風土，投票率
2　産業・経済		
・地域の主要な産業は何か，産業と自治体の安定や発展はどうか	①基幹産業 ②地場産業 ③流通システム	産業別人口，産業分布，事業所数，生産高
・地域で雇用の機会があるか		失業率
・人びとの購買圏と商業の中心地はどこか	④購買圏	購買力と購買圏
3　交通・情報通信・コミュニケーション		
・地域内での情報の伝達経路は何か，その速度はどうか	①情報インフラ	通信手段の種類と普及状況
・人びとの日常的なコミュニケーション手段は何か	②通信手段	インターネット利用状況
・地域の交通網はどのように整備されているか	③交通網	道路網，公共交通機関
・人びとの移動手段と方法は何か，それは安心で安全な方法か	④道路網と自家用車	自家用車保有率
4　治安・安全		
・安全な生活を護るための機関は何か，それはどこにあるか	①治安機関	警察署，消防署，治安機関の数と配置，犯罪発生率と検挙率，救急車出動率，緊急対策体制，防災組織
・安全な大気・土穣・水質を管理する機関はどこか	②環境保全	
・安全で衛生的かつ便利な生活を保障するためのインフラは整備されているか	③安全なライフライン	ライフライン（上下水道，ガス，電気）の整備
・緊急時の防災と安全体制は確保されているか	④災害時の安全	防災組織，避難場所
・安全な住居が確保されているか	⑤住居	住居形態

5　教育・文化・レクリエーション			
・子どもの教育の機会と保障がされているか	①学校教育機関	学校・教育機関の数と配置	
・大人の社会教育のための施設や機会があるか	②社会教育機関	生涯教育の機関，社会教育活動	
・地域の文化を育て，楽しむ施設や場はどこか	③文化施設，機関	文化・スポーツ施設・図書館	
・休養や余暇を楽しむ場はあるか	④レクリエーション施設と利用	娯楽施設，公園	
6　保健・医療・福祉			
・地域の人たちの医療の最低保障ができる体制が整備されているか，アクセスの問題はないか ・医療施設の分布と診療科目の実態はどうか ・医療のマンパワーは整備されているか ・地域の人たちの医療圏はどの範囲か	①医療システムとマンパワー	医療機関と診療科目 医療圏　医療従事者数	
・地域の福祉施設の種別と内容の実態はどうか ・マンパワーは充足しているか	②福祉システムとマンパワー	福祉施設と提供サービス 障害者支援	
・地域の保健システムの仕組みはどうか ・自助・共助・公助の体制はどのようになっているか	③保健システムと提供サービス	保健施設と提供サービス 母子・成人・老人・感染症	
・医療保険，介護保険，年金の運用状況はどうか	④医療保険，介護保険	医療費・健康保険・介護保険，年金	
・保健医療福祉のシステムの連携は機能しているか	⑤保健医療福祉の連携・調整システム	連携および調整のためのシステム	

「地域の歴史，自然・地理的環境」「地域に暮らす人びと」「地域内外の制度・施設」のアセスメントを統合して，地域の基本構造の全体像をまとめよう．

[地域の基本構造の全体像]

4 健康課題のアセスメント

1. 健康課題の抽出と特定

健康課題は人びとの示すストレッサーへの反応であり，地域で看護が対象とするのは人びとの身体的・精神的・社会的健康と生活そのものである．

1) 健康と生活の実態の5領域

保健師は人びとのさまざまな健康状態や生活の仕方をとらえて，支援をしている．そこで，人びとの健康と生活の実態を把握することが重要である．

WHOは健康を，生物身体的領域，心理的領域，社会的領域の3つの側面から定義している．さらに，スピリチュアル領域を加えることが検討された．地域での活動は人びとの生活の仕方そのものに焦点を当てることが多く，生活行動や保健行動も保健師の活動の対象となっている．したがって，本アセスメントガイドでは，行動的領域を加え，5領域でのアセスメントを考えた（**図9**）．詳細はp38以降で述べる．

図9 健康と生活の5つの領域

2) 健康課題の種類

地域の健康課題は，現実の問題として起こっている現象から，より健康に生きたいという願いまで多様である（図10）．

(1) 実在型健康課題

実際に問題現象として起こっている健康課題である．地域のデータベースにその健康現象の指標があり，現象として認められるもの．

例：介護負担がある，寝たきり者が多い

(2) リスク型健康課題

今後，問題が起こるおそれや可能性がある健康課題である．地域のデータベースに健康課題の危険因子はあるが，まだ兆候や現象が現れていないもの．

例：軽度認知症者が増加している

(3) ウェルネス型健康課題

より健康に，豊かに生きたい，成長したいと願う健康課題である．

例：生きがいをもって過ごしたい

(4) 可能性のある健康課題

地域の健康課題としては明確になっていないが，健康課題になるおそれや疑いのあるもので，潜在している健康課題である．健康課題の初期の段階や，現象がきわめてまれに認められる場合，直感的に疑いをもつような場合である．地域のデータとしては把握されていない状態である．

例：高次脳機能障害者の家族の介護負担

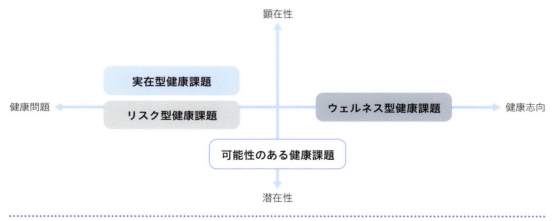

図10　健康課題の類型

2. 健康課題の優先性

保健福祉の専門家の立場から，優先性を判断するポイントを示す．

- 重大性・緊急性：地域への広がりの程度，住民の生死にかかわる程度，疾病や健康障害の発生の程度，人びとの生活を困難にする程度
- コミュニティの関心：住民の要望の程度
- 実施可能性：予算があるか，他部署や他職種の協力が必要か，新たな機材や準備は必要か　など
- 可視性，効果性：健康課題の解決に取り組むことでどの程度の効果を期待できるか，その効果や影響を評価できるか　など

自治体の施策として取りあげるかどうかなど，健康課題の優先性は，保健福祉上の判断，行政的な判断とともに，地域特性をふまえて判断する．

3．健康課題の分析（構造化）

健康課題を解決するためには，次のような関連要因を分析することが必要である（**図 11，12**）．
- なぜその健康課題が起こっているのか，原因や背景要因を考える
- その健康課題を解決するために不足している，または活用できる地域資源や対処力を考える
- その健康課題が地域に及ぼす影響を予測する

1）健康課題の原因・背景要因（　→　）

実在型健康問題の原因は，地域資源の不足や人びとの健康や生活の実態によることがある．また，ウェルネス型健康課題は，成長発達する過程やより良い姿や理想をめざすことから生じる．

- 地域内部の環境や保健医療福祉システムに由来する場合
  例：医療資源の不足
- 地域住民の健康や生活の実態に由来する場合
  例：介護に対する性別役割意識，健康に対する価値観
- 近隣の自治体の環境や住民（対外システム）に由来する場合
  例：医療圏や購買圏として依存している場合
- 国や広域の地域の状況（上位システム）に由来する場合
  例：政策の変更

2）健康課題への資源と対処力（　→　）

健康課題を解決するためには，地域自体がもつ対処力を検討することで，不足している対処力と活用できる対処力を明らかにできる．また，地域で育てていくセルフケア力を明らかにする．行政で対処できること／すべきことと，民間の力で対処すべきこと，住民の力で対処すべきことを整理するとよい．また，地域外の動向を把握しておくことは，対策を立案するときに有用な情報となる．

- 地域内部の環境や保健医療福祉システムに由来する場合
  例：行政による保健サービス，町内会のネットワーク
- 地域住民の健康や生活の実態に由来する場合
  例：介護に対する柔軟な意識，健康に対する価値観
- 近隣の自治体の環境や住民（対外システム）に由来する場合
  例：隣接するまちの医療資源
- 国や広域の地域の状況（上位システム）に由来する場合
  例：政策の変更

3）健康課題が地域に及ぼす影響の予測（　┈▶　）

健康課題が地域社会に及ぼす影響について，介入した場合と放置や未介入の場合，何がどのように変化するかをアセスメントする．影響を検討することにより，良くない影響を及ぼす集団に対して予防策を立てることができる．また，対策の必要性を説明する根拠にもなる．

- 地域内部の環境や保健医療福祉システムに影響する場合
  例：国保負担の増加または減少
- 地域住民の健康や生活の実態に影響する場合
  例：介護負担の増加または軽減，受診行動の促進または遅延
- 近隣の自治体の環境や住民（対外システム）に影響する場合
  例：隣接するまちの医療機関の利用増または減
- 国や広域の地域の状況（上位システム）に影響する場合
  例：政策の変更

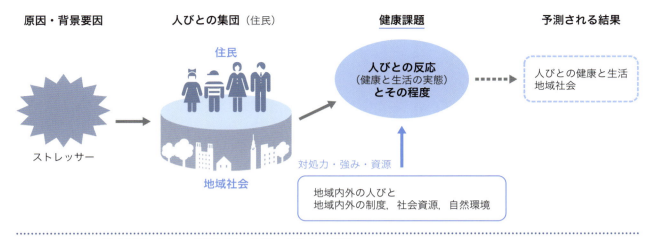

図 1-11 地域の健康課題の原因・背景要因，資源・対処力，影響

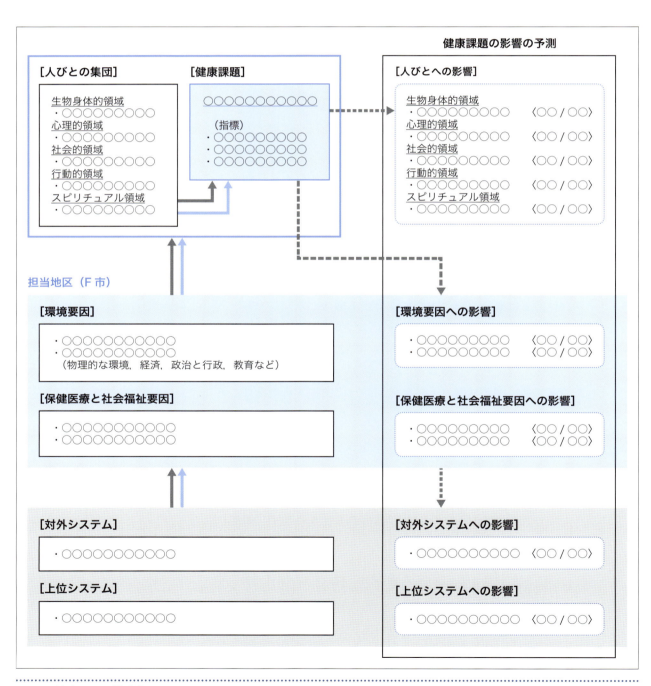

図 12 健康課題の構造化

4. 健康課題を解決する対策の検討

1) 健康課題の類型による対策

健康課題の状況や関連要因（原因・背景要因，資源・対処力，影響）に対して，どのような対策が必要なのかを検討する（**図13**）．

(1) 実在型健康課題への対策

実際に問題が起こっている場合には，優先的に問題の現象に対して二次予防，三次予防を行う．介護負担の事例をもとに考えよう．

① 原因対策：健康課題の原因を除去，または減少させる．そして，問題が発生しないようにする．デイケアの制度が活用しにくい場合には，制度の改善対策をとる．

② 問題状況の緩和対策：実際に起こっている問題状況や症状，生活の仕方に対処することで，問題を軽減する．
　例：ヘルパー利用補助制度，介護者のリフレッシュ対策

③ 対処力増強対策：地域の社会資源を増やし，人びとが課題に向き合えるようにして，課題への対処力を大きくする．
　例：近隣ネットワークの育成対策

(2) リスク型健康課題への対策

まだ問題が発現していない場合は，一次予防を行う．

① 原因対策（特異予防）：健康課題の原因になるだろう要因を除去，または減少させる．そして，問題が発生しないようにする．要介護の原因となる寝たきりや認知症の発生を予防する対策をとる．

② リスク削減対策（特異予防）：人びとのもつ健康問題を引き起こす要因を除去，または減少させる．そして，問題が発生しないようにする．

③ 対処力増強対策（健康増進）：地域の社会資源を増やし，課題が起きたときの対処力を準備する．
　例：近隣ネットワークの育成対策

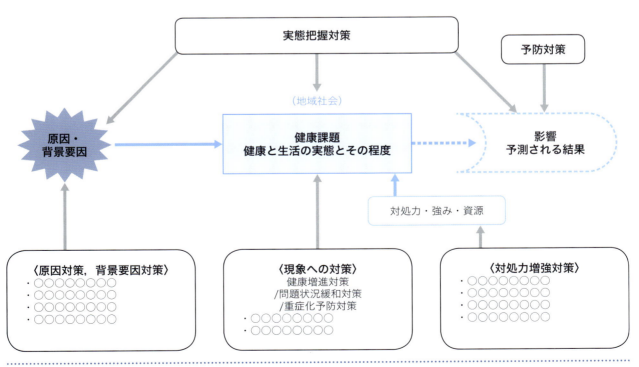

図13　健康課題の分析にもとづく対策の検討

(3) ウェルネス型健康課題への対策

より健康に健やかに生きたい場合は，一次予防，とくに健康増進の対策を行う．

① 背景要因対策：より健康にという意識をもたらす背景にある要因に働きかける．
　例：サクセスフルエイジングについての健康教育
② 課題状況の促進対策：より健康に幸せにという願いを支持する．
　例：元気な高齢者の生きがい対策で高齢者への直接支援
③ 対処力増強対策（健康増進）：より健康に幸せに暮らしたいという願いを実現するために，地域の社会資源を増やし，人びとをエンパワメントすることである．
　例：元気な高齢者の生きがい対策のための地域の社会資源の拡充

(4) 可能性のある健康課題への対策

地域の健康課題としてまだ明確になっていない課題に対しては，その実態を明らかにすることから始める．

① 実態調査対策：個別や集団の事例に関する質的データを活用して，健康課題の実態を明らかにする．または，アンケート調査などにより，当該の地域における健康現象の状態を数量的に明らかにする．

2) 関連要因の所在による対策（図14）

(1) ターゲットの選定

健康課題の解決に向けて，どの集団を支援することが効果的なのかを検討する．

① 地域の人びとへの対策
・健康課題（中項目）の指標が，標準的な値よりも特別に高い集団や低い集団／実在型の健康問題を抱えている人びと：ハイリスク集団
・健康課題（中項目）の指標が，標準的な値よりもやや高い集団や低い集団で，関連要因に健康障害に関するリスクが多い集団：リスク集団
・ウェルネスへの希望をもつ人びと
② 地区活動による地域づくり対策
③ 政策とケアシステム対策
④ 地域外の組織や機関との共同対策

(2) 人びとを対象にした対策

健康課題の原因が，人びとの加齢による運動能力の低下という生物身体的な要因の場合は，運動機能の維持向上を目的とした教室活動が対策として考えられる．また，人びとの社会参加という社会的要因が背景にある場合には，社会参加を促進する事業を考える．

どのような対処力を伸ばしていくと，問題の発生を抑制できるか，ウェルネスを実現できるかについても同様に考える．

ハイリスクアプローチを用いるのか，ポピュレーションアプローチを用いるのかを健康課題の性質により決定する．障がいをもつ個人や虐待の疑われる事例など実在型の問題に対しては，ハイリスクアプローチで個人／家族に家庭訪問などの直接的な支援を行う．一方，地域のすべての3歳児の子どものたちの発達支援としては，ポピュレーションアプローチで健康診査や健康相談を行う．

(3) 地区活動による地域づくり対策

地区は人びとの日常生活の場であり，身近な存在である．健康課題の背景要因になることもあれば，課題解決のための有効な資源や，効果的な対処力ともなる．たとえば，地域で安心して子育てができるよう，地域の組織として子育てサロンをつくり，サロンを運営する人材としてボランティアの育成事業などの方策がある．

(4) 政策と地域ケアシステム対策

健康課題の原因が地域の環境に関連する場合は，地域の下位構造である施設や制度に目を向ける必

要がある．たとえば，社会参加ができない原因として，交通手段が確保されていないことがあげられる場合は，「移送補助事業」を新たな事業として立ち上げ，政策として制度を設定することが考えられる．また，公共交通機関の整備に向けて，まちづくり課や都市整備課などの行政機関の他の部署に働きかけ，協働で施策化を検討して，地域のケアシステムをより良いものに構築している．

(5) 外部システムとの協働や働きかけ

健康課題はその地域社会や自治体内部だけで解決できないこともたくさんある．自治体の規模によっては介護保険の運営で，近隣自治体と共同で広域連合体を設置して運営することもあり，対外システムとの協働対策を行っている．また，市町村の上位のシステムである国や都道府県に事業の補助金について要望を出すという働きかけをすることもある．

(6) 健康課題間の関連，対策の関連

健康課題はそれぞれに関連している．したがって，ひとつの対策を実施することでいくつかの健康課題の解決につながる．地域の健康課題の関連を十分に検討することで，効率的な施策体系を構築することにつながる．

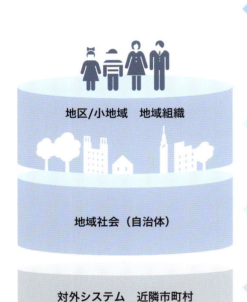

図14 対策のターゲットの選定と政策の方策

5 事業計画・評価計画

1. 事業計画の作成

1) 政策体系における事業

健康課題を解決するために事業を計画する．事業計画は，「政策－施策－事業」と区分される政策体系（**図 15**）の上位計画と整合性をとりながら作成する．

事業の対象は，対象地域の人口集団（地域保健福祉計画レベル），高齢者集団（高齢者保健計画，介護保険事業計画レベル），認知症の高齢者と家族（保健事業計画レベル）というように絞られる（**図 16**）．

国の政策にもとづくトップダウンの事業，住民の声から生まれたボトムアップの事業ともに計画を立案する．

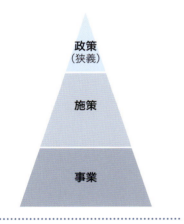

図 15　政策体系における 3 つの区分

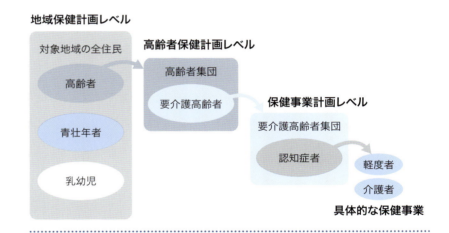

図 16　対象となる集団の明確化

2) 事業計画作成のポイント

事業計画に含まれるべき要素に沿って，効果的な事業計画を作成するためのポイントを述べる．

(1) 施策体系と事業の関係
① 事業の法的根拠と政施策体系での位置づけを明確にする
② 行政上の「事業名」と，必要な場合には対象者に親しみのある「愛称」をつける

(2) 事業目的と目標
① 事業の意義と目的を明確にする
② 対策が必要な理由と目的，および期待できる成果を示す
③ 評価可能な目標設定（目的と目標の明確な区別）を行う
・測定可能な指標（現象）を選定し，可能であれば数値目標を設定する

④ 効果の予測と成果目標
・事業への予算やマンパワーなどの投入量（インプット），参加者数などのアウトプットを予測して，アウトカムとして評価したい目標を設定する

(3) 対象

事業の目的により，有効な成果を出すための事業対象，たとえば，重篤でリスクの高い集団，住民全体などを選定する．

(4) 予算の裏づけ・獲得

補助金制度の有無を確認し，獲得のための資料を作成し添付する．予算がない場合や少ない場合には事業の実施方法を工夫して，予算と事業内容の整合性を図る．

(5) 内容と具体的な方法，事業の実施計画

対象に合わせた効果的，効率的な方法の選択
・When：①時期，②期間，③時間帯
・Where：①場所と会場
・Whom：①参加対象と人数
・Who： ①参加スタッフ・自組織の職員・関係機関の職員・ボランティア・住民，②役割分担
・What： 事業のプログラムの内容
・How： ①回数・長さ，②形式（講演・体験・対話・技術演習など），③周知方法

(6) 評価と次への展開

事業の対象，活動の理解者，協力者を順次拡大することを念頭に置き，次を見据えた戦略的展開を検討する．

2. 事業評価計画の作成

1) 評価目的

何のために評価するのか，その評価は何に活用するのかを明確にして評価を行う．評価目的により，誰を対象に何を評価するのかという評価方法と評価デザインが異なる．

事業評価の目的としては，事業の効果測定（直接効果，間接効果），事業の方法の見直し，ニーズの見直し，事業継続・再編の判断，予算獲得のための資料などがある．

2) 事業評価の構造（図17）

(1) アウトカム評価

事業の成果（目標）が達成されたか．──健康課題の解決の程度（健康と生活の実態），住民の健康状態，知識・行動の状態など

(2) アウトプット評価

事業の参加者はどれくらいか．──参加者数（カバー率）

(3) プロセス評価

事業の目標を達成するための実施過程が適切であるか．──事業経過（事業の進行度，目標達成経過），事業の展開方法

(4) ストラクチャー（構造）評価

保健事業を実施するための仕組みや体制が整っているか．──予算，人員配置，組織連携

(5) 波及効果の評価

間接的な効果はあったのか．

(6) その他

経済的評価を費用と結果の両面からみて，事業を比較し分析する．

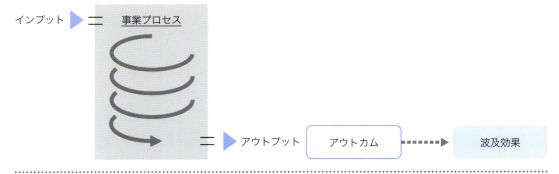

図17　事業評価の構造

3) 評価計画の作成

(1) 評価方法・デザイン

評価目的と可能な方法を考慮して，適切な評価デザインを決定する．評価デザインは，コントロール群の設定の有無，横断調査か縦断調査かなどを検討する．

評価計画の内容は，評価内容（測定指標，質問項目など），評価の時期（事前，中間時，事後），評価の対象（事業参加者，事業実施者，地域全体など），評価の実施者（事業企画者，事業実施者，第三者，委託など），データ収集方法（アンケート，生化学データ，インタビューなど），分析方法（統計分析，質的分析，解析ソフトの準備など），実施にあたっての倫理的配慮事項を明確にする．

また，評価計画を実施するためには，評価のための予算を計上し，評価計画についても進行計画を作成する．

(2) 評価の報告と活用

評価の目的に合わせ，評価結果の報告先（首長，上司，参加者，住民全般，学会など）と評価結果の活用に関する今後の展望を明確にしておく．

6 | 地区活動のためのアセスメント

　地区活動のためのアセスメントにおいても同じように，地域の概要を把握して，健康課題を抽出し分析して，その分析結果から対策を検討するというプロセスをたどる．

1. 地区活動の目的

　市町村では自治会や学校区などの担当地区，県型保健所では市町村などの自治体，産業保健では一企業や企業内の部署単位が地区に該当する．地区の健康課題を解決するための活動である．

　地区で解決できるレベルの健康課題は，日常生活に関連する課題，高度な専門的知識や技術を必要としない課題，近隣関係や地区環境が原因となる課題，近隣関係が重要な資源となる課題（見守りや育児支援などの日常的な課題への対応，平穏時の防災活動など）などであり，住民や関係機関/関係者との協働活動が必要である．

　地区活動には，①住民が行う地区での自主的活動へのサポート（組織への支援），②地区の健康課題を解決するために住民と協働して行う活動，③自治体や企業組織の健康課題を解決するための保健福祉事業を地区で実施する活動（健康教育，介護予防教室など），④地区内でのリスクのある事例への個別支援，⑤住民や労働者などの声を把握し自治体や企業組織の健康対策に反映させる活動，などがある．③は，前述の保健福祉事業の実施計画を地区活動計画として組み入れることになる．

2. 地区活動のためのアセスメント / 計画

1) 地区の概要把握

　まず，保健師としておおまかに地区の概要を理解することから始まる．これらのデータは，住民や関係者，関係機関と共有することで，地区への共通認識をもつことができ，協働活動を円滑に進めることができる．

　地区の特性を理解するためには，上位システムである自治体や保健所管内，または都道府県や国との比較を行うことが有効である．

2) 地区の健康課題の抽出と分析

　地区活動は住民により近いところで実施される実践活動である．したがって，地区の健康課題は住民の生活に密接に関連した内容になることが多い．また，地区のエンパワメントを意図した活動には，地域の人材資源を掘り起こす視点が重要となる．

　健康課題の抽出と分析の考え方は，前述のとおりである．

3) 地区活動計画 / 評価計画

　地区活動計画は，自治体や組織の活動計画と連動して作成され，多くの場合は年度単位で1年ごとに作成される．したがって，活動評価も年度単位で行われる．活動計画作成時に，その年度の地区

での活動目標を具体的に設定することで，地区の変化と活動の成果を明らかにすることができる．
　また，年度途中で新たな活動に取り組んだ場合は，アクションリサーチの手法を用いて，実践経過をていねいに記録することで，地区のシステムや人びとの変化を活動の成果として明確にすることができる．

3. 地区活動のためのベースとなるアセスメント

　地区活動は住民の生活に密着しているので，アセスメントにおいても住民の日常生活を重視して地区の状況を把握する（**表9**）．とくに，地区内での重要な存在として地域の組織やキーパーソンを直接訪ねて，関係づくりをしながらアセスメントを進めるのが効果的である．

表9　地区活動のためのベースとなるアセスメント

視点と判断	項　目	データの例示
地区の理念や目的		
・地区を代表するシンボルや地区の憲章はあるか	地区の目的とシンボル	
1　歴史		
・いつ頃から成立し，どのような発展をしてきたのか，その要因は何か ・地域の歴史がもたらした価値観や文化の特徴は何か	発展や衰退の経緯	
2　自然・地理的環境（地図）		
・地形や地理的な特性は何か，それは地域の人びとの健康や生活にどう影響しているか ・近隣地域との距離や位置関係 ・地域社会を構成する主要な機関の分布と配置はどのようになっているか	地形的特性 位置，面積 交通網，道路網 主要な公的機関 主要な保健医療機関	地形（山河，湖沼，平野，街並み）
3　住民の構成		
・地域の人口規模の大きさと推移はどうなっているか ・地域社会の発展と将来予測を考える ・年齢別性別人口構成の特徴は何か，ライフサイクルごとの保健ニーズと今後の予測をする ・言語，価値観，行動様式の固有性と多様性の程度 ・人びとはどのような家族形態で暮らしているのか ・健康課題をもつハイリスクとなる家族はどのような家族か	人口規模 住民の多様性 家族形態 世帯構造	総人口，性別人口 年齢3区分別人口と割合 外国人居住者 世帯総数 　独居高齢者， 　高齢夫婦世帯， 　ひとり親世帯
・人びとはどのような労働に従事しているのか	就業別人口	産業別人口
4　健康状態と暮らし		
・人びとの健康状態の指標である寿命はどの程度か ・親子保健や子育ての状況はどうか	寿命 親子保健	平均余命 妊産婦，出生数，乳幼児数，要フォロー児
・成人の健康状態はどうか	成人保健	健康診査受診率，生活習慣病要指導者数
・高齢者の健康はどうか	高齢者保健，介護	リスクを抱えた高齢者，要介護高齢者数
・安定した生活を送っているか	経済的安定	生活保護世帯率

5　人びとの意識と社会関係

・住民の地域社会への愛着はどうか	地区への愛着
・地区の特徴的な価値観は何かあるか	価値観
・地区の近隣関係はどうか，日常の付き合い方はどうか	近隣関係
・人びとの共助の意識はどうか	共助意識

6　地区内の主要な人と組織

・地区のキーパーソンは誰か	民生委員，町内会役員 保健推進員
・地区の人が集える場はどこか	集える場
・地区内外の協働できる地域組織，企業はどこか	機関・組織，NPO

7　地区の人が活用する主要な健康関連の施設や機関

・地区の人が活用する主要な医療機関は何か	医療機関・施設
・地区の人が活用する主要な福祉施設や機関は何か	福祉機関・施設
・地区の人が活用する主要な行政施設や機関は何か	行政機関・施設
・地区の人が活用する主要な教育施設や機関は何か	教育機関・施設
・地区の人が活用できる運動・文化施設は何か	運動・文化施設

7 データ収集と分析

1. 量的データ

1) 量的データの特性

量的データとは，数量化できる（数えることのできる）データのことである．身長や体重，死亡率や糖尿病の罹患率，特定の小学校の全児童のうち朝食を食べない子どもの割合などである．誰でも共通に理解できるデータであるため，人びとの健康や生活の実態を客観化でき，比較することで地域の特徴を表現しやすい．

2) データの種類

(1) 全国や他集団と比較可能なデータ

他集団と比較可能なデータとは，国や自治体等で共通に調査しているデータである．

① 人口統計

ある時点の人口やその構成は人口静態とよばれ，総人口，地域別人口，年齢区分別人口などがあり，国勢調査で明らかになる．人口動態は一定期間中における人口が変動する要因の数を示したものであり，その要因は出生，死亡，死産，婚姻，離婚である．これらは全数調査である．

② 健康指標

年齢調整死亡率，合計特殊出生率，死因別死亡率，乳児死亡率，周産期死亡率，平均余命，受療率などがある．

③ 保健医療福祉等に関するデータ

国の標本調査として国民生活基礎調査や国民栄養調査などがあり，その結果に関するデータ，全国に共通するものとして，国民健康保険関連データ（医療費，特定健診の結果など），介護福祉関係のデータ（介護福祉サービス利用や施設数など），健康日本21の国の目標値にもとづく調査結果のデータなどがある．

(2) 特定の集団に関するデータ

特定の集団，たとえばある自治体において数えることのできる，診療所の数，学校や保育所の数，健康推進員の数，セルフヘルプ・グループの数，NPO法人の数などはすべてデータになる．自治体で報告としてまとめられている乳幼児健診受診者の数・率や要観察／要精検者の数・率，健康相談や健康教育の実施数なども量的なデータである．また，独自の調査によって得られた，たとえば過疎化の進む農村地区の高齢住民に対する調査で，外出の頻度や1日の食事の回数，主観的健康観（普段の自分の健康について，とても健康である，まあ健康である，あまり健康でない，健康でない，で点数化する）や高齢者用うつ尺度といった健康あるいは心理尺度の得点も量的データになる．

3) 収集方法

(1) 既存資料を得る

全国や他集団と比較可能なデータは，二次資料（国勢調査，市町村勢要覧，保健所年報，各種報告

書など）から得ることができる．国で調査しているデータは，各府省が公表する統計データを検索でき，政府統計の総合窓口（e-Stat）のサイト（https://www.e-stat.go.jp/）から入手できる．

自治体独自のデータは，各自治体の保健衛生報告，活動実績書などから得られる．

（2）新規調査の実施

既存の調査から必要なデータが得られない場合は，新規に調査を実施する．

4) 調査方法

調査収集方法には，**表6**がある．

表6　調査方法

	データ収集	長所	短所
個別面接調査	家庭訪問等により，調査者が調査対象と直接面接をして，質問への回答を調査員が記載する．	対象に直接会えるので，調査内容の理解度を確認でき，身体機能の観察など詳細で正確なデータ収集ができる．	多数の調査を行うことが難しく，経費と人手がかかる．調査員の影響を受けやすい．
郵送調査	調査票を郵送して，回答のうえ返送してもらう．	少ない費用，時間，労力で調査でき，一度に大勢の人や広い地域を対象とする調査に適している．	本人確認ができない．一般的に回収率が低い．
留置調査	調査票を配布して，数日後に各戸を回り回収する．	回収率は比較的良く，調査票の未記入も回収時に確認できる．	面接調査に比べて各段に手間を省けるという方法ではない．
集合調査	対象を一堂に集めて調査票を配布し，その場で記入してもらい回収する．	本人確認ができ，短時間で実施できる．回収率は良い．学校や研修会時に実施できる．	対象が会場に出向いてくれなければ，参加者が減ってしまう．
電話調査	対象に電話をかけて，調査対象本人であることを確認したうえで，調査票に沿って質問し，記録する．	経費が安価で，比較的簡便である．	質問量は少ない．電話をもつ人にのみ実施できる．
ウェブ調査	インターネット上で調査票を配布し，回収する．	経費が安価で，迅速に回答を得られる．	本人確認ができず，インターネット利用者にのみ実施できる．

（佐伯和子作成）

5) 分析

量的データは，統計手法を用いることで客観的に他と比較することが容易である．また，測定した実態の背景や関連要因を統計学的に分析することができる．

（1）図表化して比較する

いつ，どこで，どのような健康状態や生活様態の人が何人（％）いるのか，時間的経過のなかでどのように変化しているのかなど，図表化して頻度や分布を明らかにする．地区のデータであれば，他地区や全市，県や国のデータと比較したり，性別や年代別で比較したりしてみる．図表化して比較することで地域の特徴がみえてくる．

① 記述統計量を算出し，表にする

得られたデータについて，項目ごとに平均値や中央値，割合などの記述統計量を算出する．データを時間別（経年的変化など），地域別（国や県，他の自治体あるいは自治体内の地区別の比較など），状態別（性別，年代別の比較）などに区分して表にし，割合や平均値などをあわせて表す．単純集計をていねいに読み取ることが大切である．

② データを図で示す

単純集計の結果を，円グラフや帯グラフ，棒グラフにすると，データの特徴を読み取りやすくなる．また，経時的変化を折れ線グラフや棒グラフにする．

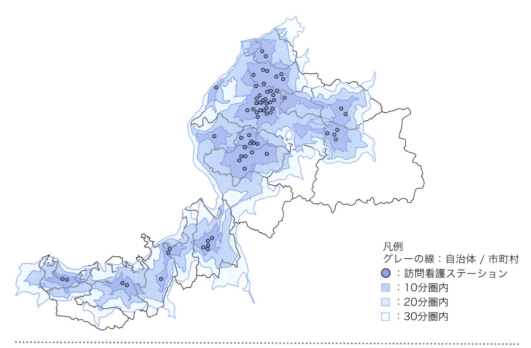

図 18　訪問看護ステーションと到達時間別地理エリアの分布
(Naruse T, et al：Measurement of special access to home visit nursing services among Japanese disabled elderly people：using GIS and claim data. BMC Health Serv Res, 17：337, 2017. 論文掲載に用いた図の原案を著者から提供を受け，許可を得てタイトルと凡例を日本語に翻訳した）

③ 地理的分布の状況をマッピングする

　地理情報システム（geographic information system；GIS）は，地図データに空間に関連するさまざまなデータを重ね合わせて可視化できるようにし，データ間の関係性や傾向を明らかにすることで，高度な分析や判断を可能にする技術である．たとえば，県や市町村別に高齢化率をマッピングすることで，地域差や地域的な偏りなどの全体的なパターンがわかりやすくなる．**図 18** は，市町村の地図データに，訪問看護ステーションの所在場所と直近の訪問看護ステーションへの到達時間別に地理エリアの分布を示したものである．これに高齢者数の分布状況をあわせて検討することで訪問看護ステーション利用が難しい地域を把握でき，対策の検討につなげることができる．GIS による作図のためのソフトウェア（MANDARA 無料ソフト（http://ktgis.net/mandara/），ArcGIS（https://www.arcgis.com/index.html））がある．保健師にとって将来的に有用なシステムである．

④ 小規模集団や発生率の低い現象の比較

　市町村の規模によっては，比率を算出する際に，経年的な比較が難しい場合がある．たとえば，規模の小さな市町村では分子となる 1 人の割合が大きいため，1 年ごとの変動が大きい．小規模集団や発生率の低い現象を比較する場合には，3 年間または 5 年間の対象数を合計し，変動の幅が小さくなるよう 3 年（5 年）移動平均による推移をみることで解決できる．

⑤ 年齢構成の異なる集団の比較

　年齢別人口の構成比がまったく異なる集団間で，死因や疾病を比較し，担当地域の健康課題をアセスメントしようとするとき，当然，高齢者が多い集団のほうが，死亡率も罹患率も高いと予測できる．そうしたときには，年齢調整死亡率や年齢調整をした罹患率の比較によって，高齢化の因子を除外して，地域の健康課題をアセスメントすることができる．

（2）統計分析を活用する

　特定の健康状態や生活様態が起こっている背景は何か，どのような要因が関連しているのかを分析する．

変数の種類（名義尺度，間隔尺度，順序尺度）によって，名義尺度/順序尺度同士ならクロス表，名義尺度/順序尺度×間隔/比率なら平均の比較，間隔/比率同士なら相関係数の算出などを行う．また，健康課題とその関連要因の関係が母集団においても成り立つと考えられるかを統計指標をもとに判断する．たとえば，名義尺度/順序尺度同士ならχ^2検定，名義尺度/順序尺度×間隔/比率ならt検定やF検定，間隔/比率同士なら無相関の検定などである．

2. 質的データ

1) 質的データの特性

質的データとは，数量化できない（数えられない）データであり，数字ではなく言葉や文字で表現される．

2) データの種類

（1）地域特性（地勢，気候，産業等）に関するデータ

山に囲まれた河岸段丘の地域，海辺の町などの地勢的な特徴，閑静な新興住宅地であるという街並みや，夏は涼しく冬は豪雪であるといった気候の特徴，地場産業である鋳物工業についての内容などは，数字にはできないものが多く，言葉や文字で表現できる質的データである．

（2）地域の人びとに関するデータ

A地域の中高年男性は町内会の会合の後に必ず飲み会を行う，B地区の中高年女性は毎日のお茶飲みが習慣化されているなど，住民の生活スタイルや行動様式，C地区は江戸時代から下町特有の助け合いの精神が根づいており，住民間のつながりが強いといった住民の歴史，価値観や文化も数字にはできない質的データである．さらに，障害児をもつ母親の思いや家族介護者のセルフヘルプ・グループの行政への要望など，地域の人びとの自身の生活や活動についての声も質的データになる．

（3）保健医療福祉事業・活動に対するデータ

保健医療福祉事業や活動について，地域の人びとからの要望や評価についての意見，関係職種や関係者，上司や同僚からの意見，自身の感想や考えたことも質的なデータになる．事業や活動に関する記録もすべて文字として質的データとなる．

3) 収集方法

（1）日常の地域看護活動から得る

日常の家庭訪問や教室活動など地域看護活動を通して，地区を観察したり，住民と話をしたりすることからデータが得られる．また，健診後のカンファレンス記録など，事業や活動の実施内容や結果および評価についての記録から得られる．

（2）新規調査の実施

日常の地域看護活動から得たデータについてさらにくわしく知りたい場合や，既存資料や新規調査結果などについて原因や背景を知りたい場合には，新規調査を実施する．

4) 調査方法

調査方法として，特定集団の人びとを研究するための方法であるエスノグラフィーの手法を使う．エスノグラフィーの手法には，観察，インタビュー，既存の資料の検討があり，その地域において人びととかかわりながら，人びとが生活しているその場でデータを収集する．地域看護活動は，地域に暮らす人びとのいる場で，観察したり，話を聞いたりすることから，その活動自体がエスノグラフィーの実践ともいえる．

表7 地区視診のガイドライン

項目	項目の内容
家屋と街並み	家屋・屋内・集落の様子，家屋の素材や建築方法，古さ，一般状態，周囲の家々の状況，街並みの様子，においや音，住宅の密度，どういう地域か，どんな人が住んでいるか
広場や空き地の様子	田畑・公園・空き地などの広さと質，そこにあるもの，持ち主，使用者，使用状況，空間の印象を中心に
境界	地理的境界，感覚的境界 区域の境界線（自然のもの，経済的なもの，物理的なものなど） 境界を表すものがあるか，境界らしい雰囲気や印象の有無
集う人びとと場所	集う場所・時間・集団の種類とその印象 人びとが集まっている場所とその集団の特徴，集まって何をしているのか，目的は何か，時間や閉鎖性はどうか
交通事情と公共交通機関	車や道路の状況，混雑状況，信号・横断歩道・踏切の有無と様子，公共交通機関の種類，利便性，おもな利用者，経路，時刻表など
社会サービス機関	社会サービス機関の種類，機関の目的，利用状況，建物の様子，どんな人が利用しているか，具体的に何が行われているか
医療施設	医療機関の種類と規模，診療科名，特徴，建物の様子，地区との密着度，立地場所，開業時間，休日など
店・露店	住民の買い物場所，店・商店街の種類や特徴，利用者の特徴，店までの交通，露店の有無と種類，利用している人やその状況
街を歩く人びとと動物	集まっているのではなく周囲にいる人や動物のこと，どんな人がいるか，格好や印象，その地域でどんな人を見かけるか，時間帯や行き交う人びとの特徴や印象
地区の活気と住民自治	地域の発展・衰退の状況と住民自治組織の活動状況 活気があるか，自治会の活動を示す看板・掲示版・ポスター・チラシの有無，ごみ・ごみ置き場の様子，地域の清潔さ，清掃状況，環境美化など
地域性と郷土色	人種や民族性を表すものがあるか，その地域を特徴づける産業，特産物，祭り，観光地，地区独特の文化，郷土色，地域性など
信仰と宗教	寺社や墓地，住民の信仰や宗教の特徴 信仰や宗教に関連した施設，建物，その地域独特のものがあるかなど
人びとの健康状況を表すもの	住民の健康状況を表すものがあるか 自然災害や交通事故の発生，伝染性疾患・風土病等の疾患の有無 医療機関までの距離と利便性，健康に影響しそうな環境的リスクの有無など
政治に関するもの	住民の政治への関心や議員に関すること 政党や政治，議員に関する事務所，ポスター，看板，地区に政治の有力者がいるか，住民の政治への関心
メディアと出版物	住民がおもに利用している新聞・雑誌・タウン誌・メディア，ケーブルテレビの有無，それらの特徴や住民への浸透度

（金川克子，田髙悦子編：地域看護診断．第2版，p42，東京大学出版会，2011．）

（1）参加観察

　参加観察は，地域に入って，見るだけでなく，五感を使って観察し，それを言葉として記録する．地域に入って，その特性を探索的に観察する地区視診は有効な方法である（地区視診のガイドラインは**表7**）．地域看護活動において，人びとの行動や反応，相互作用について観察することも多いが，重要なのは，何を観察したいのかという問いを意識して観察することである．観察対象となる行動や場面についてチェックリストなどを準備して行うと，観察項目に落ちがなく実施できる．観察した内容は記録し文字データとする．

表8 おもなインタビューの方法と留意点

	方法と留意点
非構造的インタビュー	[方法] ・インタビューガイドを用意することなく，研究課題とする現象について大まかな質問をすることから始める ・話された内容にもとづいて自由に質問していく ・対話のなかで研究参加者の意図をとらえ，研究課題と結びつけながら，聞きたい内容を質問の形に変えて発問する [留意点] ・即時に意味をつかみ言語化する即応性と抽象化能力，想像力を要する
半構造的インタビュー	[方法] ・あらかじめインタビューガイドを作成し，質問する項目を設定してインタビューを行う ・必ずしもインタビューガイドの順番や内容どおりに進める必要はない ・研究参加者の語りやその場の状況などにより，インタビューガイドにない質問をすることもある [留意点] ・インタビューガイドは，研究プロセスのなかでデータ分析の結果にもとづいて，随時修正する
構造的インタビュー	[方法] ・事前に準備された構造化したインタビューガイドを用いて質問をする ・選択肢（回答項目）が設定されている場合が多い ・設定された質問の順に沿って質問をする [留意点] ・分析は，構造的インタビューから得たデータだけでなく，非構造的・半構造的インタビュー，参加観察など，その他の方法から得られたデータを統合して行う
グループ・インタビュー	[方法] ・複数の人（6〜8人）に同時に質問を行う ・あらかじめインタビューガイドを作成し，質問する項目を設定してグループ・インタビューを行う場合が多い [留意点] ・特定の人の発言に支配されることや，互いに刺激し合い，本音が出にくい状況になる場合があることから，研究者にはグループダイナミックスやメンバーの相互作用を管理する能力が求められる

（麻原きよみ：研究のプロセス．「よくわかる質的研究の進め方・まとめ方」．第2版，グレッグ美鈴，麻原きよみ，横山美江編著，p34，医歯薬出版，2017．）

（2）インタビュー

① インフォーマル・インタビュー

地域看護活動を行うなかで，また観察をしているなかで，ある行動や出来事のすぐ後で「これは何ですか？」「いつもはどうしているんですか？」などと尋ねてみることである．

② フォーマル・インタビュー

質問項目リスト（インタビューガイド）を準備し，場を設定してまとまった時間，焦点を絞った質問をすることである．個別のインタビューもあるし，複数の人とのインタビューもある．インタビューの内容に応じて，設定した質問項目だけでなく，さらに発展させたい内容を深く聞くこともできる．おもな方法と留意点は**表8**のとおりである．インタビューの内容は記録して文字データとする．

（3）既存の資料の検討

事業や活動の記録，報告書，会報などの資料から，知りたい内容を抜き書きし，データとする．

（4）フォトボイス

フォトボイスは，地域の人びと参加型のリサーチの手法である．フォト（写真）とボイス（声）を組み合わせて用い，地域の人びとが参加して，地域の課題を発見し解決するための方法である．地域の人びとにカメラを渡して，撮影された写真についてグループ・ディスカッションやインタビューを行う．それによって，コミュニティの課題や強みを「声」として記録し，撮影した写真とともに展示することなどを通して，市民やメディア，政策立案者に公表し，政策改善の提案までをめざす．社会に声を上げにくい人びとを対象として，参加者の成長やエンパワメントを目的に行われてきた．この

手法を用いて，地域の人びとの視点から健康課題や強みを明らかにし，人びとがそれを認識することを通して，ともに解決に向けて協働する機会につなげることができる．

5) 分析

収集した文字データを「何について知りたい」という調査の問いにもとづいて読み，調査の問いに関する意味が表現されている言葉や文章，段落を区切り（コード化），同じ意味内容のものを集めて分類していく（カテゴリ化）．このことで，調査の問いに答える内容や構成要素を示すことができる．また，調査の問いにもとづいて，事例検討から問いに対する答えとなるような意見を見出すこともできる．近年は質的研究に役立つ日本語のソフトウェア（NVivo, MAXQDA, ATRAS.ti など）もある．

3. 収集したデータを総合的に判断する

人口統計や健康指標，検診の受診率やライフスタイルに関する調査結果などの量的データから得られた地域集団の特徴や傾向について，質的データによって，その背景や原因，理由を知ることができる．たとえば，ある地区の特定健診の結果や医療費の分析では，肝疾患に罹患している人の割合が高かった．その地区は飲食店経営者が多く，インタビューの結果では，「飲酒は職業柄仕方ない」「病気になったら病院で治療すればよい」と考えていることがわかった，などである．

重要なのは，量的データと質的データの分析結果を総合的に検討してアセスメントすることである．また，地域の健康ニーズを明らかにするだけでなく，地域のもつ強みや力を明らかにするためにデータを収集・分析する必要があり，このことが課題解決のための対策につながる．

4. データの取り扱いに関する倫理的配慮

1) 個人情報の保護と研究における倫理指針

地域アセスメントや事業評価は研究ではないが，データの収集と管理，および公表において，対象者の尊厳と人権を護り，個人のプライバシーに配慮する必要がある．以下を参考にするとよい．
- 個人情報の保護に関する法律
- 行政機関の保有する個人情報の保護に関する法律
- プライバシー保護と個人データの国際流通についてのガイドライン（含，個人情報の取扱いに関する 8 原則）（経済協力開発機構 OECD）
- 看護研究のための倫理指針（国際看護師協会 ICN）
- 人を対象とする医学系研究に関する倫理指針（文部科学省・厚生労働省）

2) 地域看護アセスメントにおけるデータ収集と取り扱い

地域の基本構造や人口集団のアセスメントでは，国勢調査や各種統計資料など二次資料を活用することが多い．二次資料の利用に際しては，文献名や URL とその検索年月日，発行年，発行元もしくは作成者など出所を明記する．

地域アセスメントのために調査を行った場合は，住民に調査目的を十分に説明し，参加の自由を保証する必要がある．調査員に依頼する場合もこれらの注意点を徹底する．他のデータと連結する場合には，個人情報の保護に十分注意する．調査票やデータベースの管理にあたっては，情報が漏洩しないように施錠できる場所に保管する，取扱者を限定するなどの方法をとる．

個別事例に関するデータの収集と管理，活用に関しては，とりわけ個人が特定できないよう十分注意する必要がある．

8 領域・対象別のアセスメントガイド（項目と指標）

1．アセスメント項目全体の構成

1）アセスメントガイドの枠組み

（1）領域
人びとの健康と生活の実態の大分類である．前述のとおり（p 17），生物身体的領域，心理的領域，社会的領域，行動的領域，スピリチュアル領域の5つの領域で構成する．

（2）大項目
人びとの健康と生活についてのいくつかの中項目のひとまとまりであり，地域看護活動を展開するときの大きな視点である．

大項目は，対象地域の人口集団を対象に，長期的な展望から健康や生活の実態を把握する際に活用ができる．たとえば，地域保健福祉計画の策定において，大項目を用いて系統的に地域の健康課題を把握することで，対象地域の人口集団の健康課題の全容がみえてくる．

（3）中項目
人びとの健康と生活について，地域保健福祉計画を立案する場合に，健康課題として取りあげるレベルであり，地域で生活する人びとの健康と生活の実態で，指標により測定される．

中項目は，アセスメントの対象となる集団が明確な際に，その集団の中長期的な健康や生活の実態や特徴を把握する際に活用できる．たとえば，高齢者集団を対象にした高齢者保健福祉計画の策定において，指標により示されたデータを中項目で統合することで，高齢者集団の健康課題の特徴がみえてくる．

（4）指標
具体的かつ測定可能な項目で，地域の人びとの健康と生活を観察や自己評価できるレベルであり，ある指標が複数の中項目の測定指標として活用されることがある．また，事前のアセスメントや事後評価の指標となるもので，量的に測定されるものと質的に測定されるものがある．

指標は，健康レベル別の集団を対象に，その集団の健康や生活の具体的な実態や特徴，変化を把握する際に活用できる．大項目および中項目に比べ，指標は，短期的な展望から実態を把握する．たとえば，要介護高齢者を対象にした介護保険事業計画の各種事業策定において，指標により示されたデータを用いることで，要介護高齢者の健康や生活の具体的内容が示され，事業の内容や評価に活用できる．

各指標欄の＊は，その中項目もしくは指標を測定するのに使用できる尺度である．

（5）関連要因
中項目（健康課題）に関連する事柄で，健康課題の原因や背景要因，あるいは対処力や強みを表す．

（6）影響要因
中項目（健康課題）が放置された場合や解決された場合に，人びと自身や地域社会，近隣や上位のシステムに与える影響を表す．

2) 健康と生活の5領域と大項目，中項目

　地域看護は，地域の人びとが健康で豊かな生活が送れるよう，人びとのQOLを高めることを目的に活動を行う．そのためには，人びとの健康と生活の実態を的確にとらえる必要がある．

　図19は，地域看護活動が人びとのQOL向上を目的に，健康と生活を多面的にとらえて健康課題を明らかにすることを示している．この図は，高齢者の分野での地域看護の重要なアセスメントの観点である．親子，成人などの他の分野でも共通する項目は多く，それぞれの分野に合わせて修正を加えながら応用できる．

　これらの項目は，海外でのNANDA（北米看護診断）やNIC（看護介入分類），NOC（看護成果分類），ICNP®（看護実践国際分類），ICF（国際生活機能分類）などの成果を参考に，大項目と中項目を作成し，実践の場で働いている保健師に妥当性を確認し，さらに地域看護の専門家の意見を聞いて，修正を加えたものである[注)]．人びとの健康と生活の課題は，相互に関連しているため，つねに全体を視野に入れて健康課題をアセスメントすることが必要である．

　また，高齢者を例にした大項目と中項目の定義を**表10**にまとめた．

注) このプロセスについては，研究報告書（「地域高齢者看護アセスメントおよび評価の実践用モデル開発に関する基礎的研究」平成14～16年度科学研究費補助金基盤研究（c），研究代表者：佐伯和子）にくわしく記している．

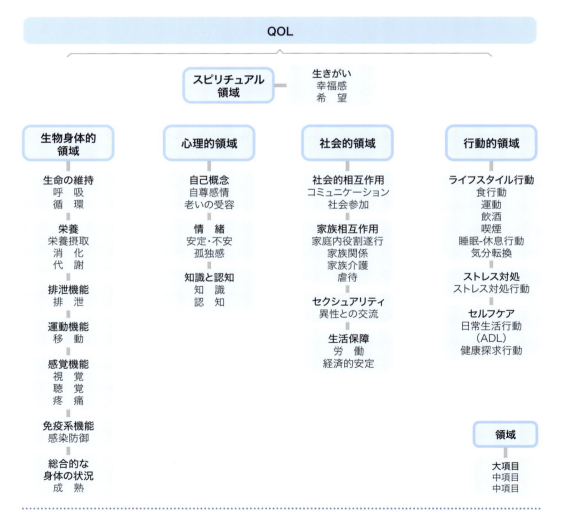

図19　（高齢者を例にした）健康と生活の5領域と大項目，中項目一覧

表10 （高齢者を例にした）大項目と中項目の定義

[生物身体的領域]

【大項目】	／中項目	定義
【生命の維持】		生物の生命を維持するための基本となる身体の機能
	呼吸	生命活動を維持するための重要な機能．呼吸器系の疾患や肺機能の低下によって呼吸機能が損なわれると，さまざまな行動や生活の制限，心理的な不安や苦痛を生じる．
	循環	生命活動を維持するための重要な機能．循環器系の疾患等によって慢性的に血液の循環が損なわれると，さまざまな疾患や障害状態をもたらす．
【栄養】		栄養摂取による身体の成長と栄養状態に含まれる身体の過程と作用のこと
	栄養状態	栄養および栄養素の摂取に関連した体重と身体容積のことで，身長および体格，年齢から評価される．生命活動を維持するために必要な栄養素の摂取と消費のバランスを示し，疾病への抵抗力やさまざまな活動の生理的なエネルギーとなる．摂取と消費のバランスが崩れると生活習慣病等の疾患の発症に影響を及ぼす．
	消化	口腔や消化器系の疾患等により消化吸収能力が低下すると，必要な栄養素の供給が阻害され，身体・生命活動の状態や疾患の発症にかかわる．
	代謝	成長やエネルギー生産，老廃物の排泄，身体機能の調節などを担う．消化後の栄養素を血液中に供給することや，運動時に代謝率を高めること，体温やホルモン活動，消化の向上に関連する．代謝機能に問題が生じると疾病への抵抗力や生活習慣病等の疾患の発症をもたらす．
【排泄機能】		老廃物を体内で移動させ，排泄物として排出すること
	排泄	老廃物を移動させ，排泄物として排出すること．体内における体液量維持の状態を含む．地域の疾患に関連し，生活の障害や高齢者における水分管理の状況による二次疾患に影響を及ぼす．
【運動機能】		身体器官の運動性と動き．脳機能によって促進・誘導される
	移動	身体の安定性，および，筋と骨，関節と神経の複雑な協調により，身体の各所の調節を図り，生命・生活維持や自己実現のための身体活動ができること．発語のための調節をも含み，社会活動の基盤となる機能
【感覚機能】		身体の状態に関する主観的な感じ．視覚，聴覚外部刺激の有無にかかわらず発生する精神状態などからも生じる
	視覚	視覚器官からの刺激に対する反応によってものを見る作用．生命維持のための安全性の確保や生活維持や自己実現のための情報収集・他者との交流活動の程度と頻度に影響する．視覚の障害は心理的な不安や意欲等にも影響を及ぼす．
	聴覚	聴覚器官からの刺激に対する反応によってものを聞く作用．生命維持のための安全性の確保や生活維持や自己実現のための情報収集・他者との交流活動の程度と頻度に影響する．
	疼痛	身体諸部位からの感覚刺激の増大で，通常，主観的に強度の苦痛を感じる．睡眠障害や焦燥感，抑うつ，孤独感，絶望感，無力感などと関連する．日常生活の行動の困難性や，主観的な幸福感，精神的な安寧，社会参加活動への意欲等に影響する．
【免疫系機能】		病原体や異物から身体を守る過程と作用
	感染防御	身体の正常な感染に対する防御能力のこと．疲労や疲弊，最近の感染経験，低栄養，脱水，不適切な衛生習慣などに関連する．生命を維持するうえでは安定性の基盤である．
【総合的な身体の状況】		生涯を通じて生命を維持する身体的な健康状態を示す．地域においては，人口集団の成熟の状況を代表する
	成熟	出生から老年期までの生涯にわたる進行性の身体発達を意味する．細胞組織の再生力や筋容積，筋協調，精神運動機能などの正常で生理的な身体過程の変化を表す．一般に自己イメージの変化に作用し，自信や意欲，葛藤，喪失感などに影響する．

（次頁へつづく）

[心理的領域]

【大項目】	／中項目	定義
【自己概念】 地域の人びとが自分についてもっている知識やイメージの総称を意味している．自分をどのような人間と考えるか，その内容によって個人の行動は異なってくる		
	自尊感情	地域の人びとが自分自身およびその価値と能力に関する自己評価の感情，あるいは，自分自身の否定的なイメージに対抗したり，称賛，激励，建設的な批評を受容することができる感情
	老いの受容	地域の人びとがもつ加齢に対する身体的，精神的変化を受け入れること
【情緒】 地域の人びとが喜びまたは苦痛といった感情をふまえたうえで，行為を実施または放棄しようとする意向を意味している．感情には意識的なものと無意識的なもの，表現されるものと表現されないものがある		
	安定・不安	安定とは，地域の人びとが良好な心理的状態にあり，ストレスや苦悩をコントロールすることができ，それに満足している状況をいう．不安とは，原因不明の脅迫感，脅威，苦悩感，無力感を伴う状況
	孤独感	地域の人びとが感じる仲間がいないという感じ，情緒的な孤立感，のけ者にされているという疎外感で，憂うつ感，悲哀感となる．仲間，共感，友情などの欠如に関連し，無味乾燥，空虚感，自閉感，自己肯定感や自尊感情の低下，相孤立感を克服する試みの失敗を伴うこと
【知識と認知】 知識とは，取得した知恵，学習した情報やスキル，情報の認知もしくは認識に基づく具体的な思考内容．認知とは，知識をふまえたうえで行為を実施または放棄しようとする意向で，知覚，思考，推論，記憶などのあらゆる側面を含む知的プロセスをいう．これらは，地域の人びとの全体の状況を意味している		
	知識	地域の人びとの取得した知恵，学習した情報やスキル，情報の認知もしくは認識に基づく具体的な思考内容を示している．
	認知	地域の人びとが，知識をふまえたうえで，行為を実施または放棄しようとする意向で，知覚，思考，推論，記憶などのあらゆる側面を含む知的プロセスをいう．

[社会的領域]

【大項目】	／中項目	定義
【社会的相互作用】 地域社会での日常生活における個人間や集団間における文化的・手段的・心理的な交流，参加などを行うこと		
	コミュニケーション	個人および集団の間で言語や非言語行動で，対面また遠隔通信手段を使って，情報・メッセージ，感情，思考を伝達または交換すること
	社会参加	他者とかかわり，他者に関心をもち，地域社会の組織や活動に参加すること．広義には職業活動も含む．
【家族相互作用】 同居および別居の家族内での立場で，相互に手段的・情緒的交流などを行うこと		
	家庭内役割遂行	個人が集団や他者からの役割期待に応え，また役割規範に照らして家庭内でとる行動のこと．家庭内での位置との関連から生じる．
	家族関係	集団としての家族内部の続柄的関係のこと．勢力関係，情緒関係，役割関係を含むものである．
	家族介護	家族介護者による家族または重要他者へのヘルスケアの調整と管理，および身の回りの世話とヘルスケアの提供
	虐待	虐待には，身体的虐待，心理的虐待，経済的虐待，ネグレクト（養育の拒否や放置，介護・世話の放棄・拒否・怠慢，必要な医療を受けさせることの放棄）などさまざまな形がある．
【セクシュアリティ】 肉体的な結合や触れ合いだけでなく，精神的な愛情や思いやり，やさしさ，あるいは，そのような愛情への欲求，さらには女性性や男性性にかかわる事柄も含んでいる		
	性的存在（異性あるいは同性）との交流	異性への関心，異性との性的な欲求などに対する価値観，態度，および行動のことで，人格やコミュニケーションや愛を豊かにするものである．
【生活保障】 健康で文化的な最低生活が保障されていること．地域で暮らす際の安心と活力の基盤となる		
	労働	経済生活において，職業やその他の形態の報酬のある仕事をすること，または報酬に関係なく仕事をすること
	経済的安定	世帯の収入と支出の関係が安定し，健康で文化的な最低生活が保障されていること

（次頁へつづく）

[行動的領域]

【大項目】	／中項目	定義
【ライフスタイル行動】 長期的に健康に影響を及ぼすことが明らかな活動を繰り返し行うことで，ライフスタイル・パターンとして習慣化していること．地域に暮らす人びとのライフスタイル状況を意味する		
	食行動	食物により身体を養うことであり，食物をエネルギーの供給や維持，成長のために利用する過程とその行動を含む．
	運動	日常生活のなかでエクササイズの場所と機会を確保し，身体活動を行うこと
	飲酒	アルコール飲料を日常的に飲むこと．飲酒習慣は寿命の延長の促進因子とされるが，飲酒量や他の生活習慣との関連で阻害因子にもなりうる．
	喫煙	タバコを定期的に吸うこと．循環器・呼吸器系疾患は成人・高齢者に最も多い疾患であり，喫煙はその危険因子である．
	睡眠-休息行動	眠ったり休息したりするニーズを満たすために，睡眠のための機会と場所を確保し，睡眠・休息時間の計画を立てること
	気分転換	気分転換，刺激，リラックスを目的に活動を行うこと
【ストレス対処】 個人の力量に負荷を与えるストレス因子に対処するための行為のこと．地域に暮らす人びとが日常生活のなかで体験する心理・社会的ストレスへの対処状況を意味する		
	ストレス対処行動	個人の力量に負荷を与えるストレス因子に対処するための行為のこと
【セルフケア】 自分自身を維持し存続させるため，個人の基本的なニーズを満たしたり，生活上のニーズや活動に対処したりするために，必要なケアを行うこと		
	日常生活行動（ADL）	最も基本的な身体活動や自分自身のケア（排泄，食事，清潔，移動など）を行うことができ，それによって，家庭および地域における必要な活動を行えること
	健康探求行動	自らの健康の維持や現在より高い健康レベルをめざして，自分の健康習慣を維持または変容させる方法を積極的に追及する行動のこと

[スピリチュアル領域]

【大項目】	／中項目	定義
【いきがい】 人に生きる意味や生きる価値を与えるものであり，その対象となるものは，その個人のもつ価値や感じる意味に沿って選択される．すなわち，地域の人びとが，生きていることに意義・喜びを見出して感じる，心の張り合いの状況を意味している		
	幸福感	地域の人びとが幸せである，満足している，愛情や楽しさに満ちていることや，リラックスした状態で，他者に対して心を開く，自主性があることに満足していることなどをいう．
	希望	地域の人びとが可能性があると感じ，他者や未来に対する信頼，生きる熱意，生存理由や生きる意欲の表現，心の平安，楽観的なものの見方などをもっている状況をいう．

2. 地域の全体的な健康のアセスメント

　地域看護活動は，幅広い分野の健康課題に対応するため，親子保健，成人保健，介護保険など，それぞれの部署で業務を分担して実施されている．地域の人びとの保健福祉サービスは事業を通して行われ，それぞれの専門分野で活動が展開されている．そのため，自分が担当する部署に関することにのみ意識が集中し，地域の保健福祉の全体像を見失いがちである．

　地域看護は，地域に暮らすすべての人びとを対象にしており，人びとの健康の全体像を把握することから始まる．さらに，その人びとへの支援を円滑に適切に行うためには，関連する部署との連携や協働が必要である．連携や協働して活動を行うためには，自分の部署以外の関係機関が対応する地域の実態も把握する必要がある．

地域全体の健康をアセスメントする必要性

(1) 広く地域の健康状態を把握することは保健福祉活動の基本である
　・疾病管理の対策のためには，疾病構造を分析する
　・成長発達や健康増進の対策のためには，地域の健康水準をおさえる

(2) 担当する分野の健康課題を地域全体のなかに位置づけてとらえる
　・地域全体の健康課題のなかでの優先性を考慮して，担当分野の健康課題を考える
　・現時点での地域の健康課題を総合的に理解したうえで，担当分野の健康課題と対策を考える

(3) 長期展望をもって健康課題をとらえる
　・地域の健康状態を示す主要なデータ（**表11**）を経年的に分析する

表11　地域の健康状態を示す主要データ

【大項目】	おもな指標
【健康水準】	・平均寿命 ・年齢調整死亡率 ・合計特殊出生率 ・健康寿命
【疾病構造】	・死因別死亡割合 ・受療率 ・健康保険データ ・生活習慣病の死亡と受療 ・がんの死亡と受療
【親子保健】	・出生数と出生率 ・乳児死亡率
【成人保健】	・特定健診結果
【高齢者保健福祉】	・介護保険認定者数 ・在宅療養者数，認知症者数
【精神保健】	・受療率 ・死亡統計（自殺者数）
【感染症】	・結核患者登録数（有病率） ・予防接種率

3. 領域・対象別のアセスメントガイド

「親子」「成人」「健康な高齢者」「要支援，要介護の高齢者」を対象とするアセスメントガイドを次ページから紹介する（**表 12**，**13**，**14**，**15**）．

なお，このガイドは，実践例にて「人びとの健康状態と生活の実態のアセスメント」のガイドとして利用する．

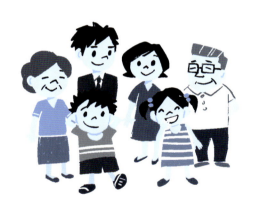
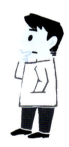

表12 親子を対象とするアセスメントガイド

[生物身体的領域]

【大項目】	／中項目	指標	
		（妊娠期）	（乳児期）
【生命の維持】			
	呼吸		・肺炎，気管支炎死亡数・率
	循環	・妊娠高血圧症のある妊婦の数・率	・心臓疾患，奇形をもつ児の数・率
【栄養】			
	栄養状態	・妊婦のBMI（やせと肥満）の数・率 ・貧血のある妊婦の数・率 ・妊娠悪阻のある妊婦の数・率	・月齢別体重のSD分類の割合
	消化		・口唇口蓋裂などの奇形をもつ児の数・率
	代謝	・HbA1c高値の妊婦の数・率	・先天性代謝異常児の数・率 ・先天性炭水化物代謝異常症児の数・率
【排泄機能】			
	排泄	・妊娠高血圧腎症（蛋白尿）のある妊婦の数・率 ・妊娠糖尿病（尿糖） ・胎児の発育に伴うトラブル（頻尿，便秘）	・先天性胆道閉鎖症児の数・率
【運動機能】			
	運動		・股関節脱臼，その他の脱臼のある児の数・率
【感覚機能】			
	視覚		・視覚障害児数・率
	聴覚		・聴覚障害児数・率
	疼痛	・腰痛	
【免疫機能】			
	感染防御	・麻疹風疹抗体保有率 ・母子感染リスクのある妊婦の数・率	・予防接種実施率 ・皮膚のトラブルを有する児の数・率
【総合的な身体の状態】			
	妊娠と出産	・妊娠届け出数 ・人工妊娠中絶数・率 ・不妊症治療者数・率 ・胎盤位，子宮頸管などの異常による入院数・率 ・出産方法（自然分娩・帝王切開）別の数・率 ・出産場所（病院・助産所・自宅）別の数・率	・出生数（人口千人対） ・低体重，未熟児出生数（率） ・合計特殊出生率 ・死産，周産期死亡，妊産婦死亡数（出産千対） ・SIDS死亡数（人口千人対）

[心理的領域]

【大項目】	／中項目	指標	
		（妊娠期）	（乳児期）
【自己概念】			
	自尊感情	・親になる自信と責任の自覚 ・自分は親から愛されて育ったと感じている親	・児の誕生によって自らの責任を重く感じるようになった者の割合 ・親としての自信と責任の自覚

指標		
（幼児期）	（学童期）	（思春期）
・喘息をもつ子どもの数・率 ・年齢別心疾患死亡数（人口千人対）	・喘息をもつ児（者）の数・率 ・学校健診心臓疾患異常児数・率	
・年齢別体重のSD分類の割合 ・年齢別身長のSD分類の割合	・カウプ指数またはローレル指数が標準の児（者）の数・率	・ローレル指数またはBMIが標準の者の数・率
・齲歯のある児の数・率 ・仕上げみがきをする親の数・率	・齲歯のある児（者）の数・率	
・肥満児の数・率	・肥満児（者）の数・率	・肥満の者の数・率 ・糖尿病罹患者数・率
・排泄習慣に問題のある児の数・率 ・便秘のある児の数・率		・便秘をもつ者の数・率
・正常な運動発達経過をたどる児の数・率 ・運動発達遅滞児の割合の数・率	・学校健診の脊柱異常のある児（者）の数・率	
・3歳児健診における視力検査要精査児数	・年齢別視力障害児数・率 ・眼鏡使用者数・率	
・3歳児健診における聴力検査要精査児数 ・中耳炎罹患経験のある児の数・率	・聴覚障害児（者）数・率	
・予防接種実施率 ・アトピー性皮膚炎を患う児の数（率） ・アレルギー性疾患を患う児の数（率）	・予防接種実施率 ・学級閉鎖などの感染症の集団発生状況	・予防接種実施率 ・麻疹風疹抗体保有率など
・幼児死亡数（人口千人対） ・幼児の事故死数（人口千人対）		

指標		
（幼児期）	（学童期）	（思春期）
・親としての自信と責任の自覚 ・家庭を大切にしたいと思う親の割合	・親から大切にされていると思う児の数 ・自我の発達と自尊感情	・被虐待歴 ・自己効力感 ・自我の発達と自尊感情

（次頁へつづく）

【情緒】

		(妊娠期)	(乳児期)
	安定・不安定	・妊婦と出産に満足している者の数・率 ・子どもをもつことへの期待や不安 ・マタニティブルーズを経験する者の数・率	・地域母子保健医療連携連絡書 ・産後うつ病の母親の数・率 ・エジンバラ産後うつ病自己評価表 ・ゆったりとした気分で子どもと過ごす時間のある母親の数・率
	孤独感	・パートナーの関心，協力の有無 ・孤独を感じる者の数・率	・パートナーの関心，協力の有無 ・育児についての相談相手の有無 ・孤独を感じる者の数・率

【知識と認知】

		(妊娠期)	(乳児期)
	知識	・妊娠経過と出産の医学的知識 ・自宅に新生児を迎える準備に関する知識	・乳児の世話に関する知識 ・乳児の成長発達についての知識 ・離乳食に関する知識 ・母体の回復についての知識 ・乳幼児ゆさぶられ症候群に関する知識
	認知	・発達障害のある妊婦の数・率 ・抑うつのある妊婦の数・率 ・統合失調症のある妊婦の数・率	・要フォロー児数（率）（デンバーⅡ発達判定法，遠城寺式乳幼児分析的発達検査など） ・親の精神疾患（発達障害，抑うつ，統合失調症など）

[社会的領域]

【大項目】	／中項目	指標	
		(妊娠期)	(乳児期)

【社会的相互作用】

	コミュニケーション	・夫婦間における意思疎通 ・祖父母など親族との交流 ・職場の同僚との交流	・夫婦間における意思疎通 ・祖父母など親族との交流 ・同じ月齢の子どもをもつ親との交流
	社会参加	・退職または産前休業取得者の数・率 ・マタニティマークを使用したことのある母親の数・率	・子育て支援センターやサロンの利用者数・率 ・子育てサークルに参加している親の数・率 ・産後休業，育児休業取得者の割合の数・率

【家族相互作用】

	家庭内役割遂行	・共働き夫婦の割合 ・夫の平均帰宅時刻 ・家事役割の分担	・共働き夫婦の割合 ・夫の平均帰宅時刻 ・家事役割の分担
	家族関係	・核家族の数・率 ・祖父母からサポートを受けている親の数・率	・片親家庭・離婚件数（人口千人対） ・子をもつ再婚者の数 ・核家族の数・率 ・祖父母からサポートを受けている親の数・率
	暴力	・夫婦間における暴力	・夫婦間における暴力 ・児童相談所における相談件数

【セクシュアリティ】

	異性との交流		・家族計画について考えている親の数・率

・子育てが楽しいと感じる親の数・率 ・子どもがかわいいと思う親の数・率 ・情緒不安定児の数・率 ・ゆったりとした気分で子どもと過ごす時間のある母親の数・率	・他者への思いやり ・発達障害のある児童の数・率 ・情緒障害のある児童の数・率 ・保健室登校する児（者）の数・率	・友人関係（不登校，非行）にトラブルをもつ者の数・率 ・進路に関する悩みをもつ者の数・率 ・10代の自殺者数（人口千人対）
・パートナーの関心，協力の有無 ・育児についての相談相手の有無 ・孤独を感じる者の数・率	・いじめを受けた経験や，認知した経験のある児（者）の数・率	・いじめの経験 ・高校退学者の数・率 ・孤独感尺度など
・幼児の成長発達に関する知識 ・幼児の食事やおやつに関する知識 ・子どもの病気に関する知識 ・乳幼児ゆさぶられ症候群に関する知識		・避妊の知識 ・性感染症に関する知識
・要フォロー児数（率）（デンバーⅡ発達判定法，遠城寺式乳幼児分析的発達検査など） ・親の精神疾患（発達障害，抑うつ，統合失調症など）	・学習活動に問題のある児（者）の数・率	・抑うつのある者の数・率 ・発達障害のある者の数・率 ・知的障害のある者の数・率 ・統合失調症をもつ者の数・率

指標		
（幼児期）	（学童期）	（思春期）
・夫婦間における意思疎通 ・祖父母など親族との交流 ・同じ年齢の子どもをもつ親との交流 ・近隣地域の人びととの交流	・親子の会話 ・絵本の読み聞かせをする親の数・率 ・教師との関係性 ・PTAなど親どうしの交流をもつ者	・親子の会話 ・教師との関係性 ・SNSの利用割合，頻度 ・ライフスキル
・子育て支援センターやサロンの利用者数 ・地域の子育て関連の事業に参加する親 ・育児休業取得者の数・率 ・幼稚園，保育所PTAへの参加者数・率	・ルールのあるグループ遊び ・オンラインゲームの利用時間 ・3世代交流の経験のある児童	・部活動，クラブ活動への参加 ・異世代との交流 ・引きこもり（不登校）者の数・率
・共働き夫婦の割合 ・夫の平均的帰宅時刻 ・家事役割の分担	・兄弟の数 ・家事手伝いの習慣の有無	・家族内役割の遂行
・片親家庭離婚件数（人口千人対） ・子をもつ再婚者の数（人口千人対） ・核家族の数・率 ・祖父母からサポートを受けている親の数・率 ・しつけについて話し合う親の数・率	・核家族離婚件数（人口千人対） ・教育について話し合う親の数・率	・核家族離婚件数（人口千人対） ・子どもの進学について話し合う家庭の数・率
・夫婦間における暴力 ・児童相談所における相談件数	・夫婦間における暴力 ・子どもへの暴力 ・友人関係における暴力	・子どもへの暴力 ・子どもから親への暴力 ・パートナーからの暴力 ・友人関係における暴力
	・命の大切さに関する認識	・学校のクラブ活動での男女交流の有無 ・10代の妊娠中絶数 ・性犯罪件数 ・援助交際に対する認識

（次頁へつづく）

【生活保障】

		（妊娠期）	（乳児期）
	労働	・就労している妊婦の数・率 ・職場の理解，配慮を受けている妊婦の数・率	・職場の理解，配慮を受けている父母の数・率 ・復職を希望する産婦の数・率 ・保育所の待機児童数・率
	経済的安定	・入籍していない妊婦の数・率 ・家計の所得 ・雇用形態（正規，非正規）の数・率 ・相対的貧困率（平均所得に対する貧困家庭の割合）	・家計の所得 ・雇用形態（正規，非正規）の数・率 ・生活保護受給率 ・相対的貧困率（平均所得に対する貧困家庭の割合）

[行動的領域]

【大項目】	／中項目	指標	
		（妊娠期）	（乳児期）
【ライフスタイル行動】			
	食行動	・バランスのとれた食事 ・妊娠悪阻を経験している者 ・葉酸摂取の状況 ・妊婦の特定魚介類（水銀）の摂取状況	・バランスのとれた食事 ・母乳または人工乳栄養の数・率 ・月齢に応じた離乳食を与えている家庭の数・率
	運動	・妊婦体操などの運動習慣	
	飲酒	・妊婦の飲酒者の数・率	・母親の飲酒者の数・率
	喫煙	・妊婦の喫煙，経験者の数・率 ・パートナーの喫煙	・親の喫煙，受動喫煙の数・率
	睡眠−休息行動	・睡眠不足	・夜泣き・親の睡眠不足
	気分転換		・ファミリーサポート，一時保育などの利用率
【ストレス対処】			
	ストレス対処		・悩みやストレスをもつ者の数・率 ・悩みやストレスの相談相手の有無 ・育てにくさを感じたときに対処できる親の数・率
【セルフ・ケア】			
	日常生活行動	・規則正しい生活習慣 ・掃除，洗濯，料理などの家事の実施状況	・規則正しい生活習慣 ・掃除，洗濯，料理などの家事分担の状況 ・適切に療養環境を調整できる家庭の数・率 ・事故予防に対処している家庭の数・率
	健康探求行動	・両親学級への参加者数・率 ・妊婦健診の受診（回数）率	・乳児健診の受診率 ・予防接種実施率 ・保健，栄養，心理相談件数 ・かかりつけ医・歯科医をもつ児の数・率

[スピリチュアル領域]

【大項目】	／中項目	指標	
		（妊娠期）	（乳児期）
【生きがい】			
	幸福感	・妊娠生活の満足度，充実度	・育児期の親性尺度など
	希望	・将来への見通しや期待	・将来への見通しや期待 ・この地域で子育てしたいと思う親の数・率

	・職場の理解，配慮がある父母の数・率 ・復職を希望する母親の数・率 ・保育所の待機児童数・率	・共働き家庭の割合	・アルバイトなどの就労学生
	・家計の所得 ・雇用形態（正規，非正規）の数・率 ・生活保護受給率 ・教育費の貯蓄額 ・住宅保有率 ・相対的貧困率（平均所得に対する貧困家庭の割合）	・家計の所得 ・生活保護受給率 ・親の帰宅時刻 ・給食費未払いの割合 ・子どもの貧困：相対的剥奪指数（清潔な衣服，十分な食事など）	・家計の所得 ・生活保護受給率 ・子どもの貧困：相対的剥奪指数（清潔な衣服，十分な食事など）

指標		
（幼児期）	（学童期）	（思春期）
・バランスのとれた食事 ・1日3食の規則正しい食習慣を確立している児の数・率 ・ペットボトル症候群の児の数・率	・バランスのとれた食事 ・朝食の欠食，偏食 ・孤食	・バランスのとれた食事 ・朝食の欠食，偏食 ・孤食
・屋外で遊ぶ1週間あたりの日数	・屋外活動について1日あたりの時間	・クラブ活動などへの参加者数・率 ・未成年飲酒，経験者の数・率
・親の喫煙，受動喫煙の数・率	・親の喫煙，受動喫煙の数・率	・未成年喫煙，経験者の数・率
・起床就寝時刻のリズムがある児の数・率 ・ビデオ，タブレットの視聴時間	・起床就寝時刻のリズムが確立している児（者）の数・率 ・スマホの利用率	・睡眠不足・深夜のスマホ利用者数・率
・ファミリーサポート，一時保育などの利用率	・部活動以外の課外活動に参加する者の数・率	・部活動以外の課外活動に参加する者の数・率
・悩みやストレスをもつ者の数・率 ・悩みやストレスの相談相手の有無 ・育てにくさを感じたときに対処できる親の数・率		・悩みやストレスをもつ者の数・率 ・悩みやストレスの相談相手の有無 ・シンナーや薬物の常習，使用経験者の数・率
・規則正しい生活習慣 ・掃除，洗濯，料理などの家事分担の状況 ・おもちゃの片づけができる児の数・率 ・適切に療養環境を調整できる家庭の数・率 ・事故予防に対処している家庭の数・率	・規則正しい生活習慣の自立 ・家事手伝い習慣のある児の数・率	・規則正しい生活習慣の自立 ・掃除，洗濯，料理などの家事の自立
・1歳6カ月，3歳児健診の受診率 ・健診未受診者訪問件数・率 ・予防接種実施率 ・保健，栄養，心理相談件数・率	・手洗い，うがいの習慣 ・歯磨き習慣のある児童の数・率 ・毎日入浴している児童の数・率 ・インフルエンザ予防接種率	・自ら判断して感染防止行動をとれる者 ・自ら判断して疾病への早期対応ができる者の数・率

指標		
（幼児期）	（学童期）	（思春期）
・育児幸福感尺度など	・学校生活の満足度，充実度	・学校生活の満足度，充実度
・将来への見通しや期待 ・この地域で子育てしたいと思う親の数・率	・将来への見通しや期待	・将来への見通しや期待

表13　成人を対象とするアセスメントガイド

[生物身体的領域]

【大項目】	／中項目	指標
【生命の維持】		
	呼吸	・肺がん死亡率 ・肺炎・気管支炎死亡率 ・呼吸器系疾患受療者数・率（外来） ・慢性閉塞性肺疾患受療者数・率（外来） ・結核罹患率 ・肺がん検診有所見者割合
	循環	・高血圧性疾患死亡率 ・心疾患死亡率 ・脳血管疾患死亡率 ・高血圧疾患受療者数・率（外来） ・虚血性心疾患（狭心症，心筋梗塞）受療者数・率（外来） ・脳血管疾患受療者数・率（外来） ・血圧健診有所見率 ・ペースメーカー装着者数
【栄養】		
	栄養状態	・摂取エネルギーと栄養素摂取の状況 ・肥満者（BMI 25 以上）の割合 ・腹囲健診有所見率
	消化	・胃がん死亡率 ・大腸がん死亡率 ・肝臓がん死亡率 ・膵臓がん死亡率 ・部位別悪性新生物受療者数・率 ・歯肉炎・歯周疾患受療者数・率 ・胃炎・十二指腸炎受療者数・率 ・胃がん検診有所見率 ・大腸がん検診有所見率
	代謝	・糖尿病死亡率 ・心疾患死亡率 ・糖尿病受療率（外来） ・高脂血症受療率（外来） ・血糖（空腹時血糖，HbA1c）健診有所見率 ・脂質（LDL コレステロール，HDL コレステロール，中性脂肪）健診有所見率 ・非肥満高血糖者の割合
【排泄機能】		
	腎機能	・人工透析者数・率 ・糖尿病性腎症受療者数・率 ・慢性腎臓病（CKD）患者数・率 ・尿蛋白健診有所見率 ・eGFR 健診有所見率 ・血清尿酸値健診有所見率
	排便機能	・人工肛門造設者数
	排尿機能	・人工膀胱造設者数
【運動機能】		
	身体活動能力*	・筋・骨格系疾患受療者数・率（外来） ・柔軟性 ・筋持久力 ・全身持久力 ・要介護認定の状況
【感覚機能】		
	視覚	・糖尿病性網膜症患者数・率（外来） ・視覚障害者割合 ・視力障害受療者数・率（外来）
	聴覚	・聴覚・言語障害者数 ・聞こえにくさや耳鳴りの有訴者数
	疼痛	・肩こりの有訴者数 ・腰痛の有訴者数 ・手足の関節の痛みの有訴者数 ・頭痛の有訴者数 ・筋・骨格系疾患受療者数・率（外来） ・高尿酸血症受療者数・率（外来）
【免疫機能】		
	感染防御	・C型肝炎検査有所見者割合 ・結核罹患率 ・結核有病率 ・結核死亡率 ・肺炎・気管支炎死亡率 ・インフルエンザ予防接種実施率
【総合的な身体の状態】		
	寿命*	・平均寿命 ・健康寿命 ・標準化死亡比（部位別悪性新生物，心疾患，脳血管疾患等） ・生活習慣病保有者数・率 ・メタボリックシンドローム該当者数・率 ・メタボリックシンドローム予備群数・率 ・疾病別医療費の割合 ・介護保険の認定区分別割合 ・要介護認定の原因疾患割合 ・要介護者の有病状況 ・身体障害者数 ・不慮の事故死亡率 ・自殺による死亡率

（右へつづく）

〈定義〉
*身体活動能力：身体活動とは，骨格筋の活動によって安静時よりも多くのエネルギー消費を伴う日常生活活動，運動・スポーツ，趣味・レジャー活動に含まれるすべての行動を指し，身体活動能力はこれらの行動を起こす能力のこと
*寿命：ヒトが生まれてから死ぬまでにかかる時間のこと

[心理的領域]

【大項目】	／中項目	指標
【自己概念】		
	自尊感情	・社会貢献意識をもつ層の割合 ・ボランティア活動参加の理由 ＊自尊感情尺度
	自己イメージの変化＊	・加齢に対する受け止めの状況 ＊自己肯定感尺度
【情緒】		
	安定・不安定	・自殺率 ・日常生活での悩みや不安の有無 ・健康に対する不安の有無の割合 ・心理的ストレスを自覚している者の割合 ・気分障害受療者数・率 ＊うつ尺度（K6）
	孤独感	・社会参加の有無 ・単身者世帯割合 ・引きこもり者数
【知識と認知】		
	知識	・保健サービスに対するヘルスリテラシー ・学習活動への参加状況 ・学習・研究行動をとる者の数・率 ・インターネット利用者数・率 ・生活習慣改善についてのヘルスリテラシー
	認知	・若年性アルツハイマー受療者数・率 ・学習障害者数 ・知的障害者数
	健康への意欲＊	・生活習慣改善への意向 ・疾病予防や健康増進への意欲の有無

〈定義〉
＊自己イメージの変化：自己の外観や身体的，精神的，社会的機能についての認知や知覚が変化すること
＊健康への意欲：積極的に身体的，精神的，社会的，霊的な状態を良好に保とうとする気持ち

[社会的領域]

【大項目】	／中項目	指標
【社会的相互作用】		
	コミュニケーション	・ソーシャルキャピタル（ネットワーク，信頼，規範）の程度 ・近隣との交流の範囲と頻度 ・悩みやストレスの相談相手 ・自閉症スペクトラム者数
	社会的役割遂行＊	・就業者割合 ・仕事上の責任の程度 ・ボランティア活動に参加する年代割合 ・グループ活動参加率 ・外出状況
【家族相互作用】		
	家庭内役割遂行	・家族・親族内での役割 ・家族員の協力の程度
	家族関係	・同居率 ・家族と過ごす時間 ・別居家族との接触頻度
	家族介護	・主介護者の年齢別割合 ・主介護者の介護時間 ・要介護認定者の割合 ・要介護度別居宅サービス利用状況
	DV＊	・パートナーからの暴力
【セクシュアリティ】		
	セクシュアリティ＊	・就業状況 ・就業形態 ・罹患による就業からの離脱割合
【生活保障】		
	労働	・就業状況 ・就業形態 ・罹患による就業からの離脱割合
	経済的安定	・世帯主の貯蓄現在高 ・年間平均所得 ・生活保護率 ・住宅保有率

〈定義〉
＊社会的役割遂行：他の人びとや集団のなかで期待される役割を果たすことであり，職業上の業績を達成すること，自己・家族の経済生活を支えること，家庭，職場，地域で次世代の担い手を育成することなどにより，社会に貢献すること
＊DV（ドメスティック・バイオレンス）：家族間またはパートナー間における傷害，損傷，虐待，攻撃を目的とした強制的な示威行為もしくは力，あるいは権力の不正な行使
＊セクシュアリティ：人格やコミュニケーションおよび愛情を豊かにし，向上させる性的存在（異性あるいは同性）に対する身体的，情動的，知的，社会的なとらえ方を統合したもの

[行動的領域]

【大項目】	／中項目	指標
【ライフスタイル行動】		
	食行動	・栄養のバランスのとれた食事をしている者の割合 ・孤食をしている者の割合 ・欠食習慣の状況 ・サプリメント利用者の割合 ・食事からの必要な栄養素摂取の自己評価 ・塩分摂取状況 ・楽しみながら食べる者の割合
	運動	・日常生活における1日あたりの平均歩数 ・運動習慣者の割合 ・地域活動実施者の割合 ・日頃から身体を動かしている者の割合 ・散歩やスポーツ実施者の割合 ・ジムやプールなどの運動施設を利用している者の割合
	飲酒	・飲酒習慣の有無 ・1回あたりの飲酒量 ・1週間あたりの飲酒回数 ・多飲酒者の割合
	喫煙	・喫煙率 ・1日あたりの喫煙本数 ・喫煙年数 ・分煙を実行している者の割合
	睡眠-休息行動	・1日あたりの平均睡眠時間 ・睡眠・休養を十分にとっている者の割合 ・熟眠感を感じる者の割合 ・睡眠補助品（睡眠薬，精神安定剤）やアルコールを使用している者の割合
	気分転換	・趣味活動への参加率 ・余暇活動への参加率 ・余暇活動の満足度 ・リラクセーション施設の利用者数
【ストレス対処】		
	ストレス対処	・ストレスがある者の割合 ・悩みやストレスの原因 ・悩みやストレスの相談相手の有無 ・ストレス軽減のための行動をとっている者の割合

（右へつづく）

【大項目】	／中項目	指標
【セルフ・ケア】		
	日常生活行動	・要介護の状況 ・注意欠陥・多動性障害者数
	健康探求行動	・特定健康診査受診数・率 ・人間ドック利用数・率 ・特定保健指導利用数・率・終了率 ・高血圧，糖尿病，脂質異常症未治療者数・率 ・高血圧，糖尿病，脂質異常症治療中断者数・率 ・各種がん検診（胃・大腸・肺・乳・子宮）受診率 ・各種がん検診（胃・大腸・肺・乳・子宮）要精検受診率 ・疾病別受療状況 ・保健医療福祉サービスの利用状況 ・20歳の時から体重が10 kg以上増加している者の割合 ・ビタミン・ミネラルの使用状況

[スピリチュアル領域]

【大項目】	／中項目	指標
【生きがい】		
	幸福感	・生活に対する満足度 ・生活の充実感 ・日常生活での悩みや不安の有無
	希望	・生きがいを得る場の有無 ・生きがいをもっている者の割合 ・将来への見通しや期待の有無

表14　健康な高齢者を対象とするアセスメントガイド

[生物身体的領域]

【大項目】	／中項目	指標
【生命の維持】		
	呼吸	・肺がん死亡率 ・肺がん受療者数 ・肺炎・気管支炎死亡率 ・結核死亡率・罹患率
	循環	・健診受診者の血圧値の分布 ・心疾患死亡率 ・脳血管疾患死亡率 ・高血圧性疾患死亡率
【栄養】		
	栄養状態	・健診受診者のBMI ・体脂肪分布状況 ・貧血状況
	消化	・消化器系疾患死亡率
	代謝	・HbA1cの分布状況 ・糖尿病死亡率 ・血中脂質の分布状況 ・メタボリック症候群該当者・予備群の数と割合
【排泄機能】		
	排泄	・人工透析実施者数 ・糖尿病性腎症者数 ・尿失禁の有訴者数 ・脱水・熱中症等の受療状況
【運動機能】		
	移動	・筋・関節疾患別受療者数 ・筋力 ・歩行速度
【感覚機能】		
	視覚	・白内障，緑内障有病者数と罹患者数 ・視力障害者数
	聴覚	・老人性難聴
	疼痛	・リウマチ・慢性関節炎・関節痛の受療者数 ・腰痛による受診者数 ・関節炎による活動制限のある者の割合 ・慢性腰痛のための活動制限のある者の割合
【免疫機能】		
	感染防御	・死亡率・有病率の動向（肺炎・気管支炎，結核，インフルエンザ等） ・インフルエンザ予防接種実施率

（右へつづく）

【総合的な身体の状態】		
	成熟	・平均寿命 ・健康寿命 ・有訴者率 ・日常生活に影響のある者の割合 ・在宅要介護者数 ・施設要介護者数 ・死因別死亡状況 ・老衰死亡状況 ・事故死（原因別）の状況

[心理的領域]

【大項目】	／中項目	指標
【自己概念】		
	自尊感情	・自己尊重のスケール ＊自尊感情尺度 ＊マズローのニーズ階層理論
	老いの受容	・加齢による身体的変化への抵抗感（例：絶望感・無力感，意識的・無意識的に身体の一部を隠す，または過剰な露出）
【情緒】		
	安定・不安定	・不安（健康，孤立・孤独） ・障害をもつことへの不安の程度 ・加齢に対する不安の程度 ・最後をどこで過ごしたいか（終の棲家に関する意識） ・寝たきりや認知症への不安の程度
	孤独感	・寂しいという感情の状況 ・空虚な気持ちの状況 ＊PGCモラール・スケール
【知識と認知】		
	知識	・健康を支援する社会資源の知識 ・加齢に関する知識 ・健康に良い生活習慣（食事・運動・休息）に関する知識
	認知	・日常生活情報の情報源（TV，ICT，新聞，電話，インターネット） ＊ヘルスリテラシー

[社会的領域]

【大項目】	／中項目	指標
【社会的相互作用】		
	コミュニケーション	・手段的ソーシャルサポートの授受の頻度と範囲 ・情緒的ソーシャルサポートの授受の頻度と範囲 ・家族との意思疎通可能者の割合と状況 ・近隣との交流の頻度と範囲 ・近隣との交流の方法 ・異世代との交流の程度と内容
	社会参加	・収入のある就業者割合 ・ボランティア活動への参加者割合と内容 ・健康・スポーツの会への参加者割合と頻度 ・趣味の会への参加者割合と内容 ・学習活動への参加者割合と内容 ・地区の組織活動への参加割合と内容 ・社会的に認知された役割のある者の割合と内容
【家族相互作用】		
	家庭内役割遂行	・家庭内役割の有無と内容
	家族関係	・同居・別居家族との人間関係の程度 ・同居・別居家族との交流の頻度と内容
	虐待	・身体的な暴力の内容と受けている者の数 ・心理的な暴力の内容と受けている者の数 ・経済的搾取の内容と受けている者の数 ・ネグレクトの内容と受けている者の数
【セクシュアリティ】		
	性的な存在（異性あるいは同性）との交流	・配偶者やパートナーとの人間関係 ・集団，組織内の異性への関心と交流の程度
【生活保障】		
	労働	・就労形態別労働人口割合 ・家事の参加状況
	経済的安定	・収入の程度と収入源 ・年金受給状況 ・生活保護率 ・経済的暮らし向き（家計のゆとり）

[行動的領域]

【大項目】	／中項目	指標
【ライフスタイル行動】		
	食行動	・3食摂取状況 ・外食の頻度と内容 ・栄養バランスを考えた食事をしている者の割合 ・孤食をしている者の割合 ・自分で調理できる者の割合
	運動	・定期的な運動の実施の有無と運動の種類 ・1回あたりの運動時間 ・1日あたりの歩数，歩行時間，歩行距離 ・日頃から意識的に体を動かしている者の割合 ・地域のレクリエーション活動への参加状況
	飲酒	・飲酒習慣の有無 ・1回あたりの飲酒量 ・1週間あたりの飲酒日数
	喫煙	・喫煙率 ・1日あたりの喫煙本数 ・喫煙継続年数
	睡眠-休息行動	・睡眠パターン（起床時間，就寝時間） ・1日の総睡眠時間（昼寝＋夜間） ・睡眠の質（不眠の有無と種類，眠りの深さなど） ・睡眠後の活力回復感 ・活動と休息のバランス状況
	気分転換	・趣味や楽しみの有無 ・余暇活動への参加状況 ・余暇の過ごし方（時間，種類） ・余暇活動の満足度 ・余暇活動によるリラクセーションの状況 ・余暇活動を通しての創造性の発揮状況（例：詩吟，俳句，陶芸，伝統工芸など）
	外出	・1週間あたりの外出回数 ・外出の目的と内容
【ストレス対処】		
	ストレス対処	・ソーシャルサポートの授受 ・ストレスを感じている者の割合 ・疲労を感じている者の割合 ・ストレスを減らす行動をとっている者の割合 ・利用可能な社会的支援の利用状況 ＊蓄積的疲労徴候インデックス（CFSI）

（次頁へつづく）

【セルフ・ケア】		
	日常生活行動	＊厚生労働省障害高齢者の日常生活自立度（寝たきり度）判定基準 ・ADL 　排泄行動：自立している者の割合／介助が必要な者の割合 　食事行動：自立している者の割合／介助が必要な者の割合 　清潔行動：自立している者の割合／介助が必要な者の割合 　移動行動：自立している者の割合／介助が必要な者の割合 　更衣行動：自立している者の割合／介助が必要な者の割合 〈高齢者の日常生活能力をアセスメントするためのスケール〉 ＊Katz Index, Barthel Index ＊N式老年者用日常生活動作能力評価尺度（N-ADL） ＊機能的自立度評価表（FIM） 〈高齢者のより複雑な日常生活能力をアセスメントするためのスケール〉 ＊老研式活動能力指標
	健康探求行動	・日常的に散歩や体操を実施している者の割合 ・健康食品，栄養補助食品を摂取している者の割合 ・適正体重を認識し，体重コントロールを実践する者の割合 ・保健センターの利用状況 ・健康相談の利用状況 ・地域における健康づくりのための自主グループへ参加する者の割合 ・健康診査（基本健診，がん検診など）の利用状況 ・その他の保健福祉サービス利用状況 ・医療機関への受療状況 ・疾病別受療状況

［スピリチュアル領域］

【大項目】	／中項目	指標
【生きがい】		
	幸福感	・幸福感の程度 ・生きがい感の有無 ・人生における満足感の状況 ・主観的健康感 ・生活満足度 ・自己の存在感の有無と程度 ・人生における自己意味感の状況 ・人生における自己達成感の状況 ・QOL ・労働・余暇活動（作業，仕事） ＊改訂PGCモラールスケール ＊WHO/QOL-26 ＊EuroQol（ユーロコール） ＊SF-36 ＊生活満足度尺度K（LSIK） ＊高齢者総合機能評価（CGA）
	希望	・生きる目標の有無と内容

表15　要支援，要介護の高齢者を対象とするアセスメントガイド

[生物身体的領域]

【大項目】	／中項目	指標
【生命の維持】		
	呼吸	・肺がん死亡率 ・肺がん受療者数 ・肺炎・気管支炎死亡率 ・結核死亡率・罹患率 ・慢性閉塞性肺疾患患者数・率
	循環	・心疾患死亡率 ・心疾患受療者数 ・心疾患健診有所見率 ・脳血管疾患死亡率 ・脳血管疾患受療者数・率 ・脳血管疾患健診有所見率 ・高血圧性疾患死亡率 ・高血圧性疾患受療者数・率
【栄養】		
	栄養状態	・栄養（カロリーと栄養素）の摂取状況 ・体重 ・健診受診者のBMI ・体脂肪分布状況 ・貧血状況 ・血清総蛋白低値者割合 ・主観的疲労感
	消化	・消化器系疾患死亡率 ・消化器系疾患受療者数・率 ・咀嚼能力の状況，嚥下の状況
	代謝	・HbA1cの分布状況 ・糖尿病死亡率 ・糖尿病受療者数・率 ・血中脂質の分布状況
	口腔機能	・自分の歯を有する者の割合
【排泄機能】		
	排泄	・人工透析実施者数 ・泌尿器系疾患受療者数 ・糖尿病性腎症者数 ・尿失禁の有訴者数 ・脱水・熱中症等の受療状況
【運動機能】		
	移動	・筋・関節疾患別受療者数 ・骨折通院者 ・骨粗鬆症通院者 ・要介護等認定の状況 ・ADL ・筋力 ・歩行速度 ・転倒回数
【感覚機能】		
	視覚	・白内障，緑内障有病者数と罹患者数 ・視力障害者数
	聴覚	・老人性難聴
	疼痛	・リウマチ・慢性関節炎・関節痛の受療者数 ・腰痛による受療者数 ・関節炎による活動制限のある者の割合 ・慢性腰痛のための活動制限のある者の割合
【免疫機能】		
	感染防御	・各感染症の罹患率 ・死亡率・有病率の動向（肺炎・気管支炎，結核，インフルエンザ等） ・インフルエンザ予防接種実施率
【総合的な身体の状態】		
	成熟	・平均寿命 ・有訴者率 ・生活習慣病の受療状況 ・認知症発症者数 ・在宅要介護者数 ・施設要介護者数 ・要介護等認定者数 ・日常生活に影響のある者の割合 ・介護が必要となったおもな原因の割合 ・死因別死亡状況 ・老衰死亡状況 ・事故死（原因別）の状況

（右へつづく）

[心理的領域]

【大項目】	／中項目	指標
【自己概念】		
	自尊感情	・自己尊重のスケール ＊自尊感情尺度 ＊マズローのニーズ階層理論
	老いの受容	・加齢による身体的変化への抵抗感（例：絶望感・無力感，意識的・無意識的に身体の一部を隠す，または過剰な露出）の状況 ・以前の強さや機能，外観に対する執着の状況
【情緒】		
	安定・不安定	・不安（健康，孤立・孤独） ・うつ病・抑うつ状態 ・意欲の低下 ・精神的疲労感 ・障害をもつことへの不安の程度 ・加齢に対する不安の程度 ・最後をどこで過ごしたいか（終の棲家に関する意識） ・寝たきりや認知症に対する不安の程度 ＊CES-D ＊Zungのうつ評価スケール（SDS）
	孤独感	・寂しいという感情の状況 ・空虚な気持ちの状況 ＊PGCモラール・スケール
【知識と認知】		
	知識	・健康を支援する社会資源の知識 ・要介護者を支援する社会資源の知識 ・加齢に関する知識 ・高齢者に多い疾病に関する知識 ・健康に良い生活習慣（食事・運動・休息）に関する知識
	認知	・認知症発症状況 ・認知症の程度 ＊HDS-R 改訂長谷川式簡易知能評価スケール ＊N式老年者用精神状態尺度 ＊N式精神機能検査 ＊Mini-Mental Atate Examination（MMSE） ＊認知症高齢者の日常生活の自立度判定基準

[社会的領域]

【大項目】	／中項目	指標
【社会的相互作用】		
	コミュニケーション	・手段的ソーシャルサポートの授受の頻度と範囲 ・情緒的ソーシャルサポートの授受の頻度と範囲 ・家族との意思疎通可能者の割合と状況 ・近隣との交流の頻度と範囲
	社会参加	・健康・スポーツの会への参加者割合と頻度 ・趣味の会への参加者割合と内容 ・学習活動への参加者割合と内容 ・地区の組織活動への参加割合と内容 ・閉じこもり者の割合と程度
【家族相互作用】		
	家庭内役割遂行	・家庭内役割の有無と内容
	家族関係	・同居・別居家族との人間関係の程度 ・同居・別居家族との交流の頻度と内容
	家族介護	・要支援・要介護者への日常生活動作（ADL）の援助状況 ・要支援・要介護者への精神的支援 ・要支援・要介護者の健康状態と生活行動の見守り ・介護者の介護技術のレベル ・介護者の身体的, 心理的, 経済的負担 ・介護者の生活時間 ＊介護者負担指標 ＊Zarit介護負担尺度日本語版 ＊中谷による介護負担感スケール ＊コスト・オブ・ケア・インデックス（CCI）
	虐待	・身体的な暴力の内容と受けている者の数 ・心理的な暴力の内容と受けている者の数 ・経済的搾取の内容と受けている者の数 ・ネグレクトの内容と受けている者の数
【セクシュアリティ】		
	性的存在（異性あるいは同性）との交流	・配偶者やパートナーとの人間関係 ・集団，組織内の異性への関心と交流の程度
【生活保障】		
	労働	・就労形態別労働人口割合 ・家事の参加状況
	経済的安定	・収入の程度と収入源 ・年金受給状況 ・生活保護率 ・経済的暮らし向き（家計のゆとり）

[行動的領域]

【大項目】	/中項目	指標
【ライフスタイル行動】		
	食行動	・食欲の状況 ・3食摂取状況 ・外食の頻度と内容 ・栄養バランスを考えた食事をしている者の割合 ・孤食をしている者の割合 ・自分で調理できる者の割合
	運動	・日常生活活動量 ・定期的な運動の実施の有無と運動の種類 ・1回あたりの運動時間 ・1日あたりの歩数,歩行時間,歩行距離 ・日頃から意識的に体を動かしている者の割合
	飲酒	・飲酒習慣の有無 ・1回あたりの飲酒量 ・1週間あたりの飲酒日数
	喫煙	・喫煙率 ・1日あたりの喫煙本数 ・喫煙継続年数
	睡眠-休息行動	・睡眠パターン(起床時間,就寝時間) ・1日の総睡眠時間(昼寝+夜間) ・睡眠の質(不眠の有無と種類,眠りの深さなど) ・睡眠後の活力回復感 ・活動と休息のバランス状況
	気分転換	・趣味や楽しみの有無 ・余暇活動への参加状況 ・余暇の過ごし方(時間,種類) ・余暇活動の満足度 ・余暇活動によるリラクセーションの状況 ・余暇活動を通しての創造性の発揮状況(例:詩吟,俳句,陶芸,伝統工芸等)
	外出	・1週間あたりの外出回数 ・外出の目的と内容
【ストレス対処】		
	ストレス対処	・ソーシャルサポートの授受 ・ストレスを感じている者の割合 ・疲労を感じている者の割合 ・ストレスを減らす行動をとっている者の割合 ・利用可能な社会的支援の利用状況 ＊蓄積的疲労徴候インデックス(CFSI)

(右へつづく)

【セルフ・ケア】

	日常生活行動(ADL)	＊厚生労働省障害高齢者の日常生活自立度(寝たきり度)判定基準 ・ADL 　排泄行動:自立している者の割合/介助が必要な者の割合 　食事行動:自立している者の割合/介助が必要な者の割合 　清潔行動:自立している者の割合/介助が必要な者の割合 　移動行動:自立している者の割合/介助が必要な者の割合 　更衣行動:自立している者の割合/介助が必要な者の割合 〈高齢者の日常生活能力をアセスメントするためのスケール〉 ＊Katz Index, Barthel Index ＊N式老年用日常生活動作能力評価尺度(N-ADL) ＊機能的自立度評価表(FIM) ＊Lawtonの手段的日常生活動作(IADL)尺度 〈高齢者のより複雑な日常生活能力をアセスメントするためのスケール〉 ＊老研式活動能力指標
	健康探求行動	・日常的に散歩や体操を実施している者の割合 ・健康食品,栄養補助食品を摂取している者の割合 ・適正体重を認識し,体重コントロールを実践する者の割合 ・保健センターの利用状況 ・健康相談の利用状況 ・地域における健康づくりのための自主グループへ参加する者の割合 ・健康診査(基本健診,がん検診など)の利用状況 ・その他の保健福祉サービス利用状況 ・医療機関への受療状況 ・疾病別受療状況 ・介護保険サービスの利用状況

[スピリチュアル領域]

【大項目】	/中項目	指標
【生きがい】		
	幸福感	・幸福感の程度 ・生きがい感の有無 ・人生における満足感の状況 ・主観的健康感 ・生活満足度 ・自己の存在感の有無と程度 ・人生における自己意味感の状況 ・人生における自己達成感の状況 ・QOL ＊改訂PGCモラールスケール ＊WHO/QOL-26 ＊EuroQol(ユーロコール) ＊SF-36 ＊生活満足度尺度K(LSIK) ＊高齢者総合機能評価(CGA)
	希望	・生きる目標の有無と内容

II 実践編
地域看護アセスメントと評価の実際

1 地区活動の実践例 親子保健活動——子育てサロン

1. 地区概要の把握

● **担当地区の概要**

　A市B区を構成する16行政区のひとつに地区Cがあり，A市の基幹的な駅がある市の中心地に隣接している．南北約3km，東西約2.5kmの面積であり，30分程度あれば自転車で地区内を巡回することができる．地区の人口は約28,000人で，約16,000世帯が暮らしている．地区Cの駅前には駅に直結する大型ショッピングセンターがあり，住民の衣食住の暮らしを支える存在としてシンボルとなる商業施設である．地区Cの北側には競馬場とその関連施設，西側には卸売市場が整備されており，週末平日を問わず人や車の往来が多く活気に満ちている．この地区Cは，A市の中心市街地に近い地域でありながら，商業，文教，娯楽，住環境，自然に恵まれ，調和のとれた地区である．

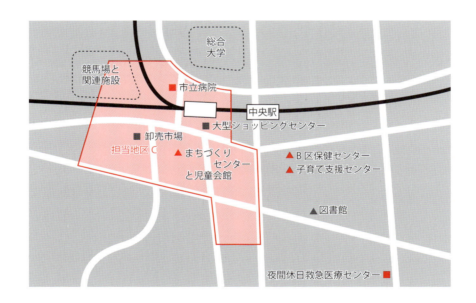

● **上位システム，対外システムとの関係**

　上位システムとしてのA市は，人口約96万人の政令指定都市であり，市内はB区を含む6つの区からなり，それぞれの区に区役所や保健センター等の行政機関，公共施設が整備されている．2017年度におけるA市全体の高齢化率は25.3%であり，年々増加している．また，出生数は6,510人，年少人口割合は10.9%であり，年々減少している．市内には少子高齢化が進んでいる区もあるが，市の中心市街地を有するB区における人口変動は比較的穏やかである．2017年度におけるB区の人口は約17万人，高齢化率22.7%，年少人口割合10.4%，出生数1,240人である．

　A市の基本理念は，①いきいきと暮らせるふれあいのあるまち，②一人ひとりの個性が輝く教育と学習のまち，③安心して暮らせる安全のまち，④賑わいと活力のあるまち，⑤自然と共生した癒しのあるまちの5つであり，親子保健や子育て支援は，①いきいきと暮らせるふれあいのあるまちに位置づけられている．とくにA市においては，過去に子ども虐待死の事件も起こっていることから，

市長の強い意向により子育て支援が最重要課題のひとつとして掲げられている．

対外システムとして他地区との関係をみると，地区Cに図書館や子育て支援センターはないが，B区内に1箇所整備されており，地区Cの中心部からは自転車で20分程度かかる．また，A市内には医療機関が充実しており，住民はそれぞれのニーズに応じて専門的医療を受けることができる．夜間休日救急医療センターはタクシーで10分程度の距離にある．

2. 保健師の問題意識

地区Cで親子保健を担当している保健師Sは，精神疾患をもつ親や若年妊産婦など児童虐待のリスクを抱える事例に日夜対応し，非常に高い子育て支援ニーズをもつ親の子育てを必死に支えている．保健センターで実施している乳幼児健診においても，児童虐待の兆候や発達障害の疑い，要フォローとなる対象を逃すまいという意気込みであり，保健師Sの感心は個別支援に向かいがちであった．

そんなある日，児童会館に常設されている子育てサロンから健康講話を依頼され，地区担当でもある保健師Sが出向くことになった．講話の終了後，ボランティアとしていつも熱心に参加している民生児童委員から声をかけられた．「この地域では，最近ベビーカーを押して歩いている母親や父親をよく目にします．この地域では子どものいる家族が急に増えました．児童虐待というニュースもテレビではよく見ますが，この地域の子どもたちは大丈夫でしょうか？ 子どもは地域の宝と言いますでしょ，民生児童委員会でも連合町内会でもいつも話題にあがるんです．みんなで子育てを応援してあげられる地域にしたいと思っているんですよ」

保健師Sは，民生児童委員の地域に対する温かい思いに触れて，リスクの有無にかかわらず，すべての親子のウェルネスを支える子育て支援の輪をこの地域の人たちと一緒につくってみたいという思いに至った．

3. 対象の背景にある地域特性の把握

対象となる集団

保健師Sは，担当する地区Cにおける地区活動として，乳幼児をもつ親どうしの交流の場であり，地域の人びととの出会いの場でもある「子育てひろば」を，民生児童委員や連合町内会とともにつくりたいと考えた．そこで，

　　　対象とする集団として，担当地区における乳幼児（0～3歳）とその親に焦点を当てた．

「地区活動のためのベースとなるアセスメント」（p28）を用いて，地域特性をアセスメントする．

● 歴史

地区Cは，1875（明治8）年に開拓使によって開かれた．当時，この地区一帯を桑畑として整備し，屯田兵に養蚕をすすめるための計画が練られた．その頃のこの地区一帯は，大木なども生い茂る荒野や湿地が広がり，野生馬がたくさん駆け回っているような場所であった．開墾にはたいへん苦労し，多くの病人も出たが，先人たちの努力によって，桑畑と養蚕を生業とする地域に発展していった．これが現在のこの地域の名前の由来にもなっている．大正時代には，区画整理により宅地化が進んだ．また，市電や国鉄（JR）の整備により駅周辺からの都市開発が進められた．現在の駅舎は高架化されているが，高架化される以前は絶えず人身事故が起こる危険な踏切があった．そこで1927（昭和2）

年に，市民の寄付によって高さ5mを超える大きさの地蔵尊が建設され，現在，この周辺は「ふれあい公園」として，住民の憩いの場になっている．

● 自然・地理的環境

地区Cは，土地の高低差も少なく，高齢者，子どもであっても不自由なく歩くことができる．道路も広く整備され，車の往来が激しい地域ではあるが，歩道も広く確保されている．冬場には積雪が多く，町内会や近隣の住民が除雪機で歩道を確保している様子もみられる．春には，地域のボランティアが市民病院の花壇を掘り起こし，季節の花々を植え替えている様子もみることができる．

● 住民の構成

人口構成は **1** に示すとおり，生産年齢人口が多い．市の中心に近く，会社や学校等へのアクセスの良さがこの地区の人口構成を特徴づけている．また，乳幼児期および学童期の人口が多いのは，約10年前から駅周辺で開発が進んだ分譲マンションに入居した若い世帯が出産を迎えた時期と一致する．現在の地区Cの年少人口割合はB区全体より多い（**2**）．また，担当地区には大手企業の社員寮もあり，首都圏等からの転勤に伴う移住者（家族）もいる．隣接する地区には総合大学があることから，海外からの留学生や研究者，またその家族も多く暮らしており，なかには幼少期の子どもをもつ世帯もある．よって，住民それぞれの居住歴には幅がある．子育て支援ニーズの高いひとり親世帯は，地区Cに247世帯が暮らしている（**3**）．

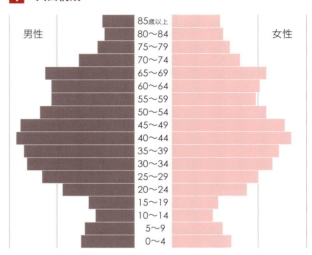

1 人口構成

（A市住民基本台帳人口統計．をもとに作成）

● 健康状態と暮らし

昨年度の出生数は234人であった．出生数は減少傾向であったが，市立病院の移転や大型ショッピングセンターの開業など，駅周辺を中心に都市開発が進んだ10年ほど前から出生数は増えており，ここ2～3年は230人前後で変わりはない．生活保護の受給率はB区全体より低く（**4**），全体的に

2 年齢構成

		担当地区	うち外国人	B区
総人口		28,319人	1,220人	173,327人
性別	男	12,842人	630人	81,100人
	女	15,477人	590人	92,227人
年齢構成	年少	10.7%	7.0%	10.4%
	生産年齢	67.9%	87.5%	66.9%
	老年	21.4%	5.5%	22.7%
	うち75歳以上	9.8%	1.8%	11.1%

（A市住民基本台帳人口統計．をもとに作成）

3 世帯構成

世帯構成	担当地区	B区
総世帯数	16,441人	93,213人
高齢世帯	2,873人（17.5%）	17,143人（18.4%）
高齢夫婦	1,145人（7.0%）	7,830人（8.4%）
高齢独居	1,728人（10.5%）	9,313人（10.0%）
ひとり親世帯	247人（1.5%）	1,684人（1.8%）

（　）内は総世帯数に対する割合
（e-stat　都道府県・市区町村のすがた．をもとに作成）

4 健康と暮らしに関する情報

		担当地区 ※1	B区 ※2
全体	死亡数	221人 （7.8）	1,460人 （8.4）
子育て	出生数	234人 （8.3）	1,240人 （7.2）
壮年期	特定健診受診（国保）	908人 （20.3％）	5,630人 （18.6％）
	積極的支援対象	22人 （2.4％）	173人 （3.1％）
	動機づけ支援対象	74人 （8.1％）	529人 （9.4％）
高齢者	要支援者	460人 （7.6％）	3,090人 （6.8％）
	要介護者	740人 （12.2％）	6,118人 （13.5％）
暮らし向き	生活保護	286人 （10.2‰）	4,181人 （24.2‰）

死亡率と出生率は人口千人対，特定健診受診の（　）内は国保被保険者に占める割合
要支援者および要介護者の（　）内は第1号被保険者に占める割合
（※1は所内資料，※2はA市衛生年報＆介護保険事業計画．をもとに作成）

住民の暮らし向きは安定していることが推察される．

● **人びとの意識と社会関係**

地区Cでは，連合町内会やまちづくりセンター，児童会館等の主催で，子ども大縄跳び大会（8月），大運動会（9月），文化祭（10月），餅つき会（12月）などが年間を通じて開催されている．それぞれのイベントには，地区の商店の店主や工場長なども役員として協力し，近隣の大学からも学生ボランティアが大勢参加し，地域の大人や子どもたちが顔を合わせて交流する機会が多くもたれている．また，このようなイベントの開催に向けた準備の場面においては，高齢者や子どもの交通安全，冬の除雪の問題など，その時々の地域の多様な課題が話題にあがり，地区のキーパーソンの間で情報がおのずと共有される仕組みにもなっている．

● **地区内の主要な人と組織**

地区Cには，熱心に活動している民生児童委員1名がいる．また，健康推進員と食生活改善推進員が1名ずつ市から委嘱を受け，保健センターで月に1度の定例会を開いていることから，保健師Sとは顔なじみである．その他，青少年育成委員4人が市長の委嘱を受けて活動している．また，児童会館とまちづくりセンターはふれあいセンターという施設に併設されており，お互いの行事に理解がある．町内会の加盟率は7割程度である．製麺所の社長やお寺の住職など50歳代から60歳代後半の年齢層が役員をしている．また，小学校周辺の道幅の大きな道路では，毎朝PTAのメンバーが交代で子どもたちの通学を見守っている．その他，歩こう会や市立病院の案内ボランティア，花壇整備のボランティアなど，市当局や施設からの呼びかけに応じて主体的に活動している住民もいる．

● **地区の人が活用する主要な健康関連の施設や機関**

地区Cには，総合病院が3施設あり，小児科，皮膚科，心療内科などの各専門科を標榜する診療所が駅周辺に14施設ある．このうちの5施設が小児科である．地区内の行政機関として，まちづくりセンターでは住民票の発行など証明書類の請求と受け取りサービスを行っている．

連合町内会の事務局は，ふれあいセンター内に置かれている．ふれあいセンターには，集会室と多目的室があり，地域住民の集会やレクリエーションに活用されている．

子育てサロンは，児童会館で火・水・木の10:00～11:30の時間帯で常設されている．保健センターでも子育てサロンを月1回開いているが，親子が徒歩で通うには少し遠い位置にある．その他，保育所や幼稚園などの就園に慣れるために，市立幼稚園で月に1回集いの場が開放されている．また，大小さまざまの公園が19箇所に整備されている．

4. 人びとの健康状態と生活実態のアセスメント

1) 生物身体的領域

　昨年度の地区 C における未熟児家庭訪問は 17 件であった．また，乳幼児健康診断の結果（**5**）より，地区 C においても要精密検査票が発行され，継続的にフォローが必要な児が月平均 2.4 件程度いる．乳児期における要精密検査のおもな内容は股関節脱臼が約 6 割を占めており，精密検査の受診の有無の確認と親の不安に寄り添う支援が求められる．また，虫歯をもつ児は，3 歳児において 10.2% と増えているため，歯磨き習慣やおやつ，規則正しい生活習慣の確立に向けた保健活動への取り組みが必要である．乳児期においては，とくに体重の増え方を心配して毎月保健センターまで来所する親も多く，より身近なところで体重測定を実施できる環境整備が望まれる．

　妊娠届け出の状況について，妊娠満 20 週以降に届け出があったケースは地区 C に 3 件あった．出生の届け出については，出生後 28 日を過ぎてから届け出たケースが 9 件あった．これらのケースのなかには，妊娠の継続や出産を思い悩んだ妊産婦，望まれない出生であったケースも含まれている可能性が高いため，保健師による家庭訪問や継続的な観察，子育て支援が必要である．

2) 心理的領域

　A 市では，生後 4 カ月までの乳児のいるすべての家庭を訪問している．この家庭訪問は，フリーランスの保健師または助産師に委託している．乳児全戸家庭訪問におけるエジンバラ産後うつ病質問票において 9 点以上で産後うつが疑われ，要継続フォローとして地区担当保健師に引き継がれたケースは 19 件であり，うち 6 件には精神科の受診を勧めている．

　保健センターでは，栄養士による健康教育を年間 60 回開催している．その後の栄養士による個別指導は地区 C から 52 名の妊産婦が利用しており，内容は「離乳食に関すること（23 件）」「便秘に関すること（16 件）」「卒乳に関すること（9 件）」が多く，子育てに伴う悩みや疑問をかかえている保護者が多い．また，乳幼児健診において，「親族以外に気軽に相談できる人がいる」と多くの母親が回答しているものの，地区 C では 57 人（8.9%）の母親が相談できる人が「いない」と回答している．このうち 4 カ月健診での回答が 38 人（66.7%）となっており，とくに乳児期における子育ての孤立が心配される．また，保健指導の場面では，「歩行器は使ってもよいのか」「おもちゃはアルコールティッシュで毎回拭いたほうがよいのか」など，日常生活における些細な疑問や不安を訴える親が増えてきている．

　心理相談実績から地区 C において，言葉の遅れや多動，発達全体の問題，育児困難・不安を認めるケースは，1 歳 6 カ月健診で 31 名，3 歳児健診で 25 名が要経過観察としてフォローされている．発達に課題をかかえる子どもは，保護者にとっては育てにくさを感じる子どもでもある可能性も高いため，子どもだけではなく，その親の子育てへの支援も同時に求められる．

5　乳幼児健診における要精密検査票発行，その他有所見者の状況

	担当地区 ※1	B 区 ※2
乳児健診（4 カ月，10 カ月）	12 人（5.4%）	80 人（6.5%）
1 歳 6 カ月健診	5 人（2.2%）	41 人（3.3%）
虫歯をもつ児	2 人（0.9%）	25 人（2.0%）
3 歳児健診	12 人（6.1%）	83 人（6.8%）
虫歯をもつ児	20 人（10.2%）	203 人（16.6%）
視聴覚	6 人（3.0%）	44 人（3.6%）
聴覚	1 人（0.4%）	9 人（0.7%）

（　）内は健診受診者に対する割合
（※1 は所内資料，※2 は A 市衛生年報．をもとに作成）

3) 社会的領域

6は，B区保健センターで開催している親子教室と子育てサロンに参加する母親たちへのアンケートの自由記載をもとに作成した「子育てサロンに参加する母親の思の変化」である．

母親たちは，一日中子どもと一緒に暮らす閉塞感と子どもの発達を促したいという思いから，家から出て他者と交流をしたいという期待や動機をもっていた．しかし，他の母親たちと出会える場所は，いまや公園やその道端ではなく，子育てサロンという特別な空間に自らの意思で主体的に入っていかなければならず，とても勇気のいる行動が求められていることがわかる．また，そんな思いをしてやってきた子育てサロンではあるが，隣に座る親子がどんな人なのか，自分と気が合いそうか，などといろいろ考えると，自分から話しかけることができない．子どもどうしのかかわりを介して自然に話が始まればよいが，正直なところスタッフに仲介してもらえると助かるという思いもある．

一方で，子育てサロンを通して他の母親たちや地域の人びととの交流が豊かになるにつれて，自分だけの子育てから地域とのつながりを感じる子育てへと変わり，気持ちにゆとりがもてるようになっていく様子もうかがえる．子育てサロンを上手に活用して，子育てを社会的なものとしてとらえ直していくプロセスを支援することが求められる．

4) 行動的領域

地区Cの乳幼児健康診査や3歳児健康診査の受診率は，B区全体と同様の傾向で，総じて高い（**7**）．B区では未受診者への受診勧奨に力を入れており，地区Cにも乳児から3歳児健康診査で毎月10件前後の健診未受診者がいるが，電話や訪問による受診勧奨により，ほとんどの子どもが健診を受けられている．未受診のおもな理由は，「風邪などの病気のため」が約9割を占めていた．予防接種（BCG）の接種率も高く，子どもの健康管理に対する保護者の関心は高いと思われる．

---

6 子育てサロンに参加する母親の思いの変化

交流への期待や動機
- 一日中，子どもと一緒にいると，「誰でもいいから大人と話がしたい」という気持ちになる
- 他の家庭は，どのように子育てしているのか，様子を知りたい気持ちになる
- 子どもにいろいろな出会いや遊びの体験をさせて，感情豊かに育てたい

新しい出会いへ飛び込む勇気
- 子どものためなら，はじめてのところでも頑張って出かけてみようと思える
- 子育てサロンがあることは知っているけど，すでにグループができあがっているところに入るのは気が引ける

ママ友づくりの難しさ
- 自分から話しかけるのは苦手だけど，誰かが声をかけてくれるのは正直うれしい
- 相手がどんな価値観や感覚をもっているのかわからないし，自分と住む世界が違う人との付き合いは難しいと思う

自分だけの子育てから地域とのつながりを感じる子育てへ
- 同じように子育てしている母親の話を聞いてあげるだけでも支えになると思う
- 地域の人が子どもたちのことを知っていれば，何かのときに情報が入るだろうし，安心できると思う

（時間の経過）

---

7 乳幼児健康診査や予防接種の受診（参加）率

	担当地区 ※1	B区 ※2
両親学級[*1]	49人（42.2％）	244人（39.2％）
乳児健診	226人（98.0％）	1,232人（98.1％）
1歳6カ月健診	219人（96.3％）	1,244人（96.7％）
3歳児健診	200人（95.1％）	1,223人（95.0％）
5歳児健診[*2]	9人（4.5％）	55人（4.1％）
予防接種（BCG）	233人（99.6％）	1,186人（98.6％）

[*1] 両親学級は，第1子目の妊婦を対象に案内を通知している．
[*2] 5歳児健診は希望者のみ実施している．
（　）内は事業対象者（児）数に対する割合
（※1は所内資料，※2はA市衛生年報．をもとに作成）

5) スピリチュアル領域

　地区Cのみのデータはないが，A市が実施した市民アンケートの結果より，保健師が所属するB区の住民は，「私が暮らす地域は，子どもを産み育てやすい環境である」という質問に対して，「とてもそう思う」（15.1％），「まあそう思う」（41.9％）と回答している．安心して産み育てられる環境を実現するためには，施設の整備や市内アクセスの良さなどのハード面の充実だけでなく，子どもをもつ家庭に対する地域の人びとからのあたたかなサポートなど，地域におけるソーシャルキャピタルの醸成が求められる．

5. 健康課題の特定と分析 （p 67 の図を参照）

　地区Cには，少数ではあるが，低出生体重児や未熟児，発達障害，母親が産後うつをかかえるケースなど，親または子どもの成長発達に関する健康課題が存在している．これらの健康課題には保健師等による専門的で継続的な支援が必要であり，地区活動における課題とするには適していない．そこで今回は，地区活動における課題として，地域の人びとと協働して取り組むことができ，その健康課題のニーズをもつ対象も多いウェルネス型／リスク型の健康課題「子育てに関して身近なところで相談できる人がおらず，深刻な育児不安につながるリスクがある」を取りあげた．

6. 健康課題への対策 （p 68 の図を参照）

　健康課題への対策として，「実態把握対策」「原因対策・背景要因対策」「現象への対策」「対処力増強対策」の4つの側面から方向性を検討した．この段階では，地区Cの上位システムであるB区やA市全体として新たに開発する対策，あるいは強化する対策も含めて整理した．

　次に，今回の地区活動として取り組むべき対策の方針を〈対処力増強対策〉に定めた．〈対処力増強対策〉に定めた理由は，〈原因対策・背景要因対策〉および〈現象への対策〉の内容は，行政として整備すべき事項，または，保健師等の専門職としての力量向上をめざした対策でもあり，住民との協働活動からつくりあげる地区活動にはなじまないと考えたからである．また，地域アセスメントにおける「人びとの意識と社会関係」，「地区内の主要な人びとと組織」からみえてきた地区Cの特徴（強み）をいかした事業を志向したいと考えたためである．

　その対策の具体的な方向性と内容は，①人びとへの支援，②コミュニティ支援，③広域対策・上位システムへの要望，の3つの視点から検討した．①人びとへの支援では，すべての親子が地域とのかかわりのなかで健やかに育つことをめざしたポピュレーションアプローチの方向性を検討した．さらに，保健師等による専門的支援が必要な親子の存在に気づき，保健センター等につないでくれる地域の人びとの育成やそのネットワーク構築をめざした対策をハイリスクアプローチとして整理した．

　事業化に向けた優先順位の考え方として，まずは，保健師Sが子育てサロンで出会った民生児童委員らの思いを実現する場（機会）をつくることを考慮に入れた．そこで，「子どもの月齢等に応じて親同士が交流できる機会の確保」と「子育て支援の場を企画運営できる地域住民の育成」を目標に据えた．また，子育てサロンが軌道に乗るまで，住民による組織活動を継続的に支援できるよう，今回の取り組みは事業として地区活動に位置づけることにした．

1 地区活動の実践例　親子保健活動——子育てサロン

健康課題の原因・背景要因：⬛▶　対処力・資源：🟥▶　健康課題への影響：┈▶
赤文字：対処力になりうる人びととコミュニティのもつ強み

健康課題の影響の予測

[人びとの集団]

生物身体的領域
- 20週以降の妊娠届け出3件
- 28日を過ぎてからの出生届け出9件

心理的領域
- 栄養相談において，子育てに伴う悩みや疑問をかかえる親が多い
- 心理発達の面から親が育てにくさを感じている可能性のある子ども56件

社会的領域
- 多くの母親が一日中，子どもといっしょに暮らすなかで閉塞感を感じ，他者との交流を希望している
- 他の母親との自然な出会いと交流に困難感を感じている親が増えている

行動的領域
- 保護者の健康管理に対する意識が高い
- 乳幼児健診の受診率が高い
- 健診未受診は毎月10件前後あるが，受診勧奨により受診できている
- 予防接種の接種率が高い

スピリチュアル領域
- 多くの住民が「子どもを産み育てやすい環境である」と感じている

[健康課題]

子育てに関して身近なところで相談できる人がおらず，深刻な育児不安につながるリスクがある

- 親族以外に相談できる人がいないと回答する親がとくに乳児期に多い
- 子育てに関する日常の些細な疑問や不安を訴える親が増えている

[人びとへの影響]〈介入／放置〉

身体的領域
- 子どもの体重を心配する親　〈減少／増加〉
- 適切な期間内の届け出　〈減少／増加〉

心理的領域
- 子育てが楽しいと思う親　〈減少／増加〉
- 孤独を感じる親　〈減少／増加〉
- 育児に不安をかかえる親　〈減少／増加〉

社会的領域
- 親族以外の相談相手　〈増加／減少〉
- 親子と地域の人びととの交流　〈増加／減少〉
- ママ友と出かける親　〈増加／減少〉

行動的領域
- 子育てサロンの利用　〈増加／減少〉
- 図書館など地域の施設の利用　〈増加／減少〉
- 両親で外出する機会　〈増加／減少〉

スピリチュアル領域
- 子育てしやすい地域と感じる親　〈増加／減少〉

担当地区（地区C）

[環境要因]

環境・住民の構成
- 分譲マンションの建設，大手企業の社員寮もあり，若い夫婦の移住や首都圏からの転勤による家族もいる
- 近くに総合大学があることから研究者とその家族も暮らしており，外国人妊産婦もいる

健康状態と暮らし
- 住民の暮らし向きは全市に比べて安定している

人びとの意識と社会関係
- 連合町内会の活動が活発で，まちづくりセンターや児童会館と連携した企画もある

地区内の主要な人と組織
- 多様な住民組織やボランティアが熱心に活動している

人びとが活用する主要な健康関連の施設や機関
- 児童会館で子育てサロンが週3日午前中に開催されている
- 担当地区には、住民の集会に利用できる施設がある

[環境要因への影響]〈介入／放置〉

環境・住民の構成
- 子育てしやすい地域の環境　〈促進／遅延〉

健康状態と暮らし
- 健康管理に対する親の意識　〈向上／低下〉

人びとの意識と社会関係
- 連合町内会主催など地域の行事　〈活性／衰退〉
- 子どもや親に声を掛ける地域の人〈増加／減少〉

地区内の主要な人と組織
- 地区組織やボランティア活動　〈活性／衰退〉
- 主要な人びとのネットワーク　〈強化／弱体〉
- 地域課題について討議する機会　〈増加／減少〉

人びとが活用する主要な健康関連の施設や機関
- 住民主体による子育てサロン開催〈増加／減少〉
- 子育て支援関連施設の利用　〈増加／減少〉
- まちづくりセンター集会所の利用〈増加／減少〉

[上位システム]

A市
- 児童相談所機能の強化や保健センターにおいても，児童虐待予防の活動が強化されている
- 母子保健法の改正に伴い，子育て世代包括支援センターの設置と準備が進められている
- 産後ケア事業の委託を受けてサービス提供する産科医院や助産所が増えはじめている

全国
- 「健やか親子21（第2次）」基盤課題C
「子どもの健やかな成長を見守り育む地域づくり」
重点課題①「育てにくさを感じる親に寄り添う支援」
重点課題②「妊娠期からの児童虐待防止対策」

[対外システム]

- B区保健センターは，担当地区から自転車で10分程度の距離にある
- 子育て支援センターや図書館は，自転車で20分程度の距離にあり，乳幼児をもつ親は利用しにくい

[上位システムへの影響]（本活動による影響の予測）

A市
- 孤立家庭の発見，および支援するツールと体制の整備
- 専門職，地域関係者の支援能力の強化
- 子育てにやさしい地域づくりの推進

[対外システムへの影響]

- 他地区の子育てサロンとの交流の促進
- 区保健センター事業と連動した地区活動の促進

〈実態把握対策〉※ある程度の実態把握はできているため，実態把握対策は立案しない．
目標：**地域から孤立した子育てをしている親の実態を把握する**
方策：乳幼児健診における問診票の分析，健診等の場面を活用した実態把握調査の実施

原因・背景要因 → [健康課題] 子育てに関して身近なところで相談できる人がおらず，深刻な育児不安につながるリスクがある → 影響 予測される結果

対処力・強み・資源

〈原因対策，背景要因対策〉
目標1　育児負担感の軽減
・公的・民間の育児サポートの充実
・情報の入手と活用の利便性向上
目標2　夫婦による子育て
・夫の育児参加の促進
・ワークライフバランスの改善
・子育て家庭に対する企業の理解
目標3　子育てに対する社会の理解
・子育て家庭に対する配慮の促進
・地域の人びとによる見守り，声かけ

〈現象への対策〉
問題状況緩和／健康増進／重症化予防
目標1　孤立家庭の早期発見
・孤立家庭を発見するシステムの整備
・スクリーニングシステムの改善
・若年・ひとり親世帯への子育て支援強化
目標2　孤立家庭への支援体制の整備
・公的機関によるアウトリーチ支援
・保健と福祉のネットワーク連携強化
・民間による子育て相談体制の強化
・専門職の支援能力の強化
目標3　祖父母によるサポート強化
・孫育てに対する理解の促進
・親族との良好な関係構築の促進

〈対処力増強対策〉
目標1　親のコミュニケーション力向上
・子育て教室の内容を再検討
・サークル活動，ピア活動の促進
・親のボランティア意識の向上
・子育てを介した親の地域貢献意識の向上
目標2　地域における子育て力の向上
・民間による子育て支援の場の設置
・民間施設の集いの場の開放
・子どもを大切に思う意識の向上

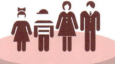

人びとへの支援

ポピュレーションアプローチ
・子どもの月齢等に応じて，親どうしが交流できる機会を確保する
・子育て支援の場を企画運営できる地域住民を育成する
・多様で自由度の高いサークル活動，ピア活動の設立を支援する
・親をお客様扱いせず，主体性をもって自らが必要とする場を皆と協働してつくり出すことができるかかわりと事業運営となるよう配慮する
・子どもを「地域の宝」として，その誕生を祝福し，慈しみ，守り育てることへの地域の人びとの意識高揚を図る
・3世代交流事業等により地域住民の意識を改革する
・祖父母に対する孫育て講座を企画する
・義父母から上手にサポートを受けるための講座を企画する
ハイリスクアプローチ
・児童委員，民生委員，愛育班，母子保健推進員，青少年育成委員などによる"気になる親子"の見守り，声かけなどの支援力を強化する

地域社会

コミュニティ支援
・保育園の開放日，子育て相談日を設ける
・個別事例を通じて関係機関とのネットワークを構築し，連携を強化する
・地域の子育て支援関連機関（事業）どうしのネットワークを構築する
・学校，団地など公共施設の空き部屋を開放，集いの場を確保・整備する

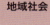

対外システム 近隣地区

上位システム A市

広域対策

市への要望

対外システムとの協働
・他地区の子育て支援拠点事業との情報交換，関係者の視察見学の受け入れなどの相互交流を図る
・子育て支援センター等の専門相談機関と連携する
・市内の継続支援ケースが転居する際の情報共有や連携の体制を整備する
上位システムへの働きかけ
・地域が主催する子育てサロンへの補助を行う
・孤立家庭のスクリーニングに用いる問診票の見直しや質問票の開発を行い，支援体制を強化する
・事例検討会等の研修により専門職や関係者の支援能力を強化する
・親と子，地域の人びとが集い，交流できる場，公園や河川を再整備する

7. 地区活動事業計画の立案

地区活動事業計画

市（区）町村名	A市B区における担当地区C
健康課題	子育てに関して身近なところで相談できる人がおらず，深刻な育児不安につながるリスクがある．
事業名	住民組織による「子育てひろば」の開設と運営に関する支援事業
目的	子育てに関する日常的な疑問や不安をもつ親が，他の親や地域の先輩ママらとの交流を通して解決できる場（機会）を整備する．また，リスクの有無にかかわらず，すべての親子のウェルネスを支える子育て支援の場（社会資源）として，住民組織による「子育てひろば」を開設する．
目標	1）子どもの月齢等に応じて親同士が交流できる機会がもてる 2）子育て支援の場を企画運営できる地域住民が育つ
対象	子育てひろばの開設に向けて，連合町内会役員，民生児童委員，青少年育成委員，その他有志のボランティアを対象にして，その活動を支援する．
法的根拠／施策との関連性・位置づけ	A市では，「いきいきと暮らせるふれあいのあるまち」を政策のひとつに位置づけ，国が推進している「子ども・子育て支援新制度」を実施している．また，本事業は，「健やか親子21（第2次）」における基盤課題C「子どもの健やかな成長を見守り育む地域づくり」を推進するものでもある． 　具体的には，健康推進課で実施している健康教育事業と児童福祉課で実施している地域子育て支援拠点事業とを関連づけて，相互に連携しながら実施する必要がある．
実施計画	事業内容：住民組織による「子育てひろば」の開設と運営の支援 支援計画の概要： 1）「子育てひろば」準備会議の開催 2）A市内における先行事例の視察 3）運営スタッフの育成 4）「子育てひろば」の会場と備品の確保 5）親子へのアプローチ，周知方法の検討 6）運営経費の確保 時期（時間）：連合町内会役員が集まれる日程とし，月1回の定例会とする． 場所：まちづくりセンター内の集会室 スタッフ：連合町内会（会長・福祉部長・婦人部長），民生児童委員，健康推進員，青少年育成委員，地区社会福祉協議会，児童会館，まちづくりセンター
予算	一般会計（保健事業費：健康教育，福祉事業費：地域子育て支援拠点事業）の活用が可能と思われる．本事業は，3カ年の計画として予算措置を行う．4年目以降の運営経費については，社会福祉協議会による地域活動助成金の活用を推奨する． 〈予算案〉 合計：69,500円（報償費16,000円，需用費53,500円） 〈おもな使途〉 1年目：コピー用紙　500円×2冊＝1,000円（会議資料用） 2年目：講師謝礼　8,000×2回＝16,000円（ボランティア研修会） 　　　　テキスト代　250円×20部＝5,000円 　　　　コピー用紙　500円×2冊＝1,000円（会議資料用） 　　　　バインダー　500円×6個＝3,000円（ひろばの受付で使用） 　　　　筆記用具　300円×10本＝3,000円 　　　　ウェットシート5個パック　700円×10＝7,000円（おもちゃの消毒用） 　　　　キャリーケース　1,500円×5個＝7,500円（おもちゃの収納用） 　　　　洗えるラグカーペット　4,000円×4枚＝16,000円 3年目：コピー用紙　500円×4冊＝2,000円（事業評価用） 　　　　アンケート回答用鉛筆　50本入500円×2箱＝1,000円 　　　　ウェットシート5個パック　700円×10＝7,000円（おもちゃの消毒用） ＊子育てサロンで使用するおもちゃや絵本などは，各家庭で不要になったもの等を提供してもらうよう，町内での取り組みを検討していただく．
推進体制／主催・共催・後援	共催：A市B区保健センター（健康増進課），B区子育て支援センター（児童福祉課），連合町内会，民生児童委員，健康推進員，青少年育成委員 後援：地区社会福祉協議会，児童会館，まちづくりセンター（地域振興課）
推進計画／ガントチャート	（下表参照）

内容	2018年	2019年	2020年
関係者間で課題の共有	──→		
「子育てひろば」の企画・準備	────→		
ボランティア・スタッフ育成		──────→	・・・・・→
「子育てひろば」の展開		──────	──────→
事業評価			──────→

8. 地区活動評価計画の作成

地区活動事業評価計画

	評価指標	現状値	評価方法	時期
システム評価	・健康課題と対策の適切性 ・目標設定の適切性と関係者間の合意 ・「子育てひろば」企画内容の適切性 ・経費や備品の確保と支出の適切性		運営に関する評価会議を開催する	年度ごと
プロセス評価	・関係者，スタッフの動機と関心の高まり ・子育てサロンに協力するボランティアの数 ・地区組織活動の成熟 ・スタッフ，ボランティアの成長		議事録 サロン記録 インタビュー	年度ごと
	・定例会の開催回数と出席者 ・子育てひろばの開催数 ・子育てひろばの参加者数，リピーター数 ・参加者の反応，満足度		議事録 サロン記録 アンケート	
アウトカム評価	・親族以外に気軽に相談できる人がいる親の数 ・子育てに関して些細な疑問や不安を訴える親の数 ・子育てサロンのスタッフや民生児童委員から地区担当保健師へ相談されるケースの数		乳幼児健診 保健師記録	年度ごと
	・地域が主催するイベントに参加する親子の数 ・地域とのつながりを感じながら子育てしている親の数 ・子どもを産み育てやすい地域であると感じる親の数	ベースライン設定のための調査を行う	「子育てひろば」参加者へのアンケート	

　本事業は地区活動の一環として行うものであり，保健師は，地域のステークホルダーである人びとへの情報の提供や課題の共有，運営の支援を行う．保健師による事業計画は，関係者との協議の結果に応じて，適宜修正されながら遂行するものである．

　また，事業としての予算措置は3年間とし，その後は住民組織による自立した運営をめざすことを念頭に置きながら組織活動を支援する．具体的には，事務局を連合町内会に置き，運営のイニシアティブをとってもらう．また，ボランティアの募集や必要な物品の確保，企画の提案などはできるだけ共催のメンバーで行えるよう働きかける．このようにして開設される「子育てひろば」は，親どうしだけでなく，地域の人びととの出会いと交流の場として育まれていくことも期待できる．この地区Cでの地区活動は，A市の基本理念および施政方針を地区レベルで推進するものである．

2 事業化の実践例 — 高齢者保健活動 — 認知症高齢者と家族

「2．保健師の問題意識」（p 74 参照）に沿ってフォーカスアセスメントを行い，事業計画／事業評価計画を実施した事例である．なお，すでに実施済みのデータベースアセスメントは「1．地域概要の把握」のなかで説明する．

1．地区概要の把握

1) 地域の歴史，自然・地理的環境

● 歴史

P町は，明治時代から集団の移住により開拓が進み，近隣や親族間の関係が強い伝統的な価値観が残る．

● 自然・地理的環境

P町は，東西に11 km，南北に40 kmの細長い地形であり，面積は約440 km²である．町の北部は山間，南部には一級河川のQ川があり田園地帯が広がっている．盆地型の気候であり，夏は真夏日となり，冬はマイナス10℃を下回ることもある．過去5年間の平均降雪量が790 cmの豪雪地帯であり，一晩で30〜50 cmの積雪も珍しくない．南北で保健医療福祉資源の地域差が大きい．町は30自治区に分けられ，それらを統合して，北部，中央部，東部，西部，南部の5地区に分けられている．

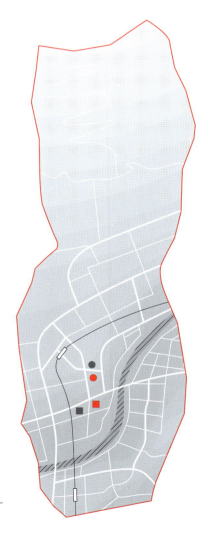

■ 病院
● 町役場
● 保健福祉総合センター
■ 体育館

2) 地域に暮らす人びと

(1) 人口学的構成の視点から

● 人口構成

P町の人口は，1990年頃の22,000人をピークに減少している（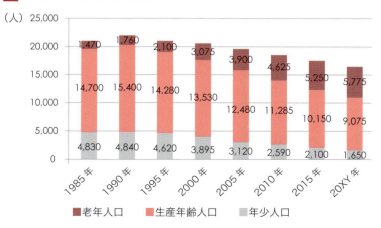）．町の中央部は明治時代から代々住んでいる家族が多いが，1980年代後半に，近隣都市のベッドタウンとして町の南部に新興住宅街が形成された．新興住宅街とその周辺は，県内外からの移住者がみられ，多様な背景をもつ住民で構成されている．

現在の総人口は16,500人であり，年少人口10％，生産年齢人口55％，老年人口35％である．人口減少と少子高齢化は今後も続くと見込まれる．

● 家族と人びと

1世帯あたり人員は2.1であり，近隣市町村とほぼ同じである．持ち家比率は68％と高い．生活保護率は人口千対13‰で，近隣市町村より低い．

● 労働と人びと

産業別人口は，第一次産業13％，第二次産業19％，第三次産業68％である．

第一次産業 稲，麦，花卉栽培などの農業である．隣接する都市部への葉物野菜の出荷も多く，農繁期には早朝から日没まで15時間の労働を要することがある．

第二次産業 男性は建設業，女性は大手の製菓工場勤務が多い．長時間労働による生活習慣病，長時間の立ち仕事による腰痛など筋骨格系の疾患が多い．

第三次産業 公務，卸売小売業，保健医療福祉従事者が多い．

(2) 意識体系的な視点から

● 価値・規範

仏教，神道を信仰する者が多い．町内会単位で神社の運営にかかわる世帯の輪番が決められ，定期的に会合がある．若い世代は，時間がない，負担になるなどの理由で神社へのかかわりに否定的な声もあるが，子どもが参加できる祭りやイベント，ラジオ体操の場にもなっており，人びとが集う資源となっている．寺社の管理者たちは，仕事の傍ら地域のボランティア活動へ関与する人も多く，地域の人びとから信頼されている．

3) 地域内外の制度と施設

● 政治・行政・自治

P町の町長は長年，町の出身者で役場職員の経験のある人が務めていた．行政は，長年，町民の声を聞き形にするという姿勢で，住民と協働のまちづくりを進めてきた．保健福祉に関するさまざまな

1 年齢3区分別人口の推移

（国勢調査とP町住民基本台帳人口．をもとに作成）

計画策定に際して，町民から委員への公募や，パブリックコメントへの反応が多いことなどから，町民と行政の基本的な信頼関係がみられる．

3年前に新町長（新興住宅地へ転入した企業の管理職だった背景をもつ）が就任し，町の活性化を精力的に進めている．まちづくりの指針として，「緑豊かで住みやすさが実感できる町」「思いやりと生きがいを感じられる町」がかかげられている．

財政力指数は0.38を維持し，近隣市町村よりやや高い．

● **産業・経済**

主要産業は，かつては米作を主とする農業であったが，第二次産業（食品加工，建築業等）が1995年から第一次産業就業者割合を上回っている．現在は，第三次産業就業者が68％と多い．

第一次産業　20年前までは，P町の基幹産業は稲作で，千戸以上の農業専従世帯があったが，現在は200戸まで減少した．

第二次産業　建設業，製菓工場の労働者は，それぞれ約800人ずつである．20年前に製菓工場ができ，全国への販売展開が成功した．製菓工場の発展は，P町のイメージ向上，観光客の増加，女性の就業の増加など，P町全体に影響を及ぼした．

第三次産業　卸売・小売・飲食業が約1,800人，サービス業が約2,000人であり，小規模な事業所が多い．町の再活性化により空店舗が再利用され，地域に密着した営業が行われている．

● **交通・情報通信・コミュニケーション**

コミュニケーション　地区センター，保健福祉センターが人びとの行き交う場になっている．

町の内外を結ぶ交通機関　JR，自家用車，コミュニティバスである．政令指定都市のQ市まではJRでも車でも約1時間かかる．

ボランティア活動　地域福祉計画策定時の調査では，町民の40％に参加経験があり，65歳以上では50％を超えている．内訳は，地区の環境美化，高齢者のサロン，スクールガイド（子どもの登校時の見守り）などである．

● **治安・安全**

犯罪は少ない．

● **教育・文化・レクリエーション**

義務教育機関　各地区に小学校，中学校があったが，年少人口がピーク時の4,800人台から現在の1,600人台へと減少したことで統廃合が進み，小学校と中学校が各3校ずつとなった．公立高校が町内に1校ある．

高等教育機関　高校進学率は近隣市町村と同じく90％以上である．町内に保健医療福祉に関連する大学があり，学生約2,000人と教職員約650人を擁する．

生涯教育　町の教育委員会による高齢者大学，町の複数部署が関与する「出前講座」，町と大学による共催のセミナーなど生涯にわたって町民が学べる機会は多い．

体育館の開放，健康づくり関連のNPO法人による運動教室，地区の会館における手工芸，芸能・音楽，スポーツなどのサークルが複数存在し，活発に活動が行われている．保健福祉センター，体育館，地区の会館は，人の往来が多く，趣味や文化的な活動を継続しやすい環境が整っている．

レクリエーションの場　大きな商業施設や文化施設はないが，公園，パークゴルフ場が地区ごとに整備されている．

祭り　季節ごとに町民参加型の祭りがある．とくに，ふくし祭り，高齢者のふれあいスポーツ大会は盛況で，それぞれ毎年400〜500名の参加がある．

● **保健・医療・福祉**

保健福祉に関する資源　町の中央部に保健福祉総合センターがあり，地域包括支援センター，社会福祉協議会，訪問看護ステーションが併設されている．

医療機関　入院が可能な病院が1箇所と診療所が6箇所，歯科診療所は8箇所ある．内科や整形外科の受療は町内で可能である．

2. 保健師の問題意識

　国の認知症サポーター養成講座に関しては，活動歴の長い「歩む会」（後述）のメンバーが，P町地域包括支援センターとともに認知症キャラバンメイトとして，積極的にP町内の町内会，企業，学校へと啓発活動に出かけている．これによって，人口あたりのサポーター数は全国でも屈指の多さとなった．認知症サポーター登録者からは，せっかくサポーターになったので，認知症の人と家族のために何かしたいという声が，地域包括支援センターの職員に複数届いていた．

　また，保健師は，認知症の人の家族から，いまだに「家族が認知症になるのは恥ずかしいこと」という思い，「家族のかかわりが悪いからぼけた」など理解不足による言葉に傷つけられるという話，認知症高齢者がサービス利用のない日は家で漫然と時間を過ごしていて，家族の目からみても，もっと良い時間を過ごせないかという声を耳にしていた．保健師は，介護保険サービスだけでは解決できない生活のなかでの介護者への支援が必要と感じていた．

　P町では25年前から保健事業としてのリハビリ教室に認知症の人を受け入れ，介護保険制度施行前から，保健師とボランティアによる認知症の人を対象とした「いきいきクラブ」を月に1度開催してきた．また，そこに集まる認知症高齢者の家族が，介護の困難，疲れ，受診の苦労などを安心して語れる場として別室での集いを設けていた．介護保険制度の充実とともに「いきいきクラブ」は発展的に解消したが，その場に集まっていた家族が中心となり，「認知症の人とともに歩む会（以下は通称の「歩む会」と略す）」が結成され，毎月の学習会と交流会を継続し，20年が経過した．

　現在は，P町における認知症高齢者の多くが通所介護を利用しており，認知症の対策は大きく進展したようにみえる．しかし，高齢者人口が6千人を超えた現在，認知症の人の介護家族は，通所介護以外の多くの時間を見守りと介護に追われ，気が休まる暇がないストレスをかかえており，本質的な問題は解消していない．

3. 対象の背景にある地域特性の把握

対象となる集団
対象とする集団として，認知症高齢者の家族介護者に焦点を当てた（**2**）．

1) 地域に暮らす認知症高齢者とその家族を取り巻く地域の歴史，自然・地理的環境

● **自然・地理的環境／主要機関の分布**

　北部の山地と生活　北部はとくに積雪が多く，車での移動が困難な吹雪の日は，通所介護，訪問看護が休止となる．医療機関がないため，受診時は山道を車で約1時間かけなければならず，必要時のみの受療となっている．一方で，豊富な土地を使った畑作が行われ，高齢者も生涯現役で田畑での役割をもつ人が多い．

　北部以外地区の特性と生活　平坦で風光明媚な田園が広がっている．中央部は，駅の近くに役場，保健福祉総合センター，体育館がある．人口2～3千人の東西南の地区ごとに，医療機関，学校，商店，地域の会館があり，高齢者の足でも徒歩圏に生活に必要なものが揃っている．

　高齢者は，「除雪できる体力の維持」がP町で住み続けられる条件と認識している．大雪の日は町のあちこちで，共同の除雪作業や道具の共用がみられ，人びとが助け合って生活している．

2 対象となる集団

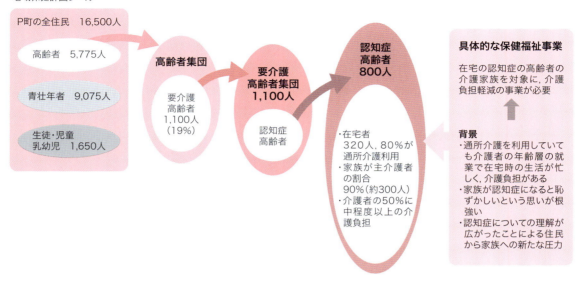

（P町住民基本台帳，P町高齢者保健福祉計画実態調査．をもとに作成）

2) 地域に暮らす認知症高齢者と家族介護者

（1）人口学的構成の視点から

● 健康と人びと

　高齢化率と要支援・要介護者数　介護保険による認定者割合は，65歳以上人口の約16～17%で推移している（**3**）．これは近隣市町村の約19%より低い．介護保険の認定の実数が増加しており，その内訳は，要支援1と2の人の増加である．要介護1～5の人の割合は12.5%でほぼ一定である．

　把握されている認知症の罹患者数　P町が把握している認知症の人の数は，近年は627人である（**4**）．在宅者が320人（51.0%）であり，家族の介護を受けている人が多いが，なかには入退院を繰り返している人，通所介護を受けながらの独居の人が含まれる．ここから推計されるP町の在宅の認知症の人の家族介護者数は約300人である．

　高齢者の世帯の状況　P町の総世帯数は約7,600件の横ばいで，そのうち60%が高齢者のいる世

3 介護保険の認定者数の推移 （単位：人）

		2010年	2015年	20XY年	20XZ年
65歳以上人口		4,625	5,250	5,775	6,400
要支援	1	109	152	200	240
	2	94	96	98	100
要支援　計		203 (4.4%)	248 (4.7%)	298 (5.2%)	340 (5.3%)
要介護	1	195	254	300	350
	2	114	128	135	145
	3	72	80	88	98
	4	93	105	110	120
	5	87	87	88	88
要介護　計		561 (12.1%)	654 (12.5%)	721 (12.5%)	801 (12.5%)
介護保険による認定　合計		764 (16.5%)	902 (17.2%)	1,019 (17.7%)	1,141 (17.8%)

（　）内は65歳以上人口に占める割合
（高齢者保健福祉計画．をもとに作成）

4 把握されている認知症の罹患者数 （単位：人）

	2010年	2015年	20XY年	20XZ年
在宅	230	260	290	320
地域密着型	77	112	140	157
施設	120	130	140	150
合計	427 (9.2%)	502 (9.6%)	570 (9.8%)	627 (9.7%)

（　）内は65歳以上人口に占める割合
（高齢者保健福祉計画．をもとに作成）

5 高齢者の世帯の状況（単位：人）

	2010年	2015年	20XY年	20XY年
65歳以上	4,625	5,250	5,775	6,400
高齢単独世帯	846 (18.3%)	934 (17.8%)	1,026 (17.8%)	1,216 (19.0%)
高齢夫婦世帯	897 (19.4%)	960 (18.3%)	1,138 (19.7%)	1,472 (23.0%)
同居世帯等	2,882 (62.3%)	3,356 (63.9%)	3,611 (62.5%)	3,712 (58.0%)

（　）内は65歳以上人口に占める割合
（高齢者保健福祉計画．をもとに作成）

6 介護保険サービス利用者と居場所（単位：人）

	2010年	2015年	20XY年	20XZ年
認定者数	764	902	1,019	1,141
介護保険サービス利用者	575 (75.2%)	674 (74.7%)	759 (74.4%)	845 (74.0%)
居宅	551 (72.1%)	642 (71.1%)	726 (71.2%)	824 (72.2%)
地域密着型（グループホーム）	77 (10.0%)	112 (12.4%)	140 (13.7%)	157 (13.7%)
介護福祉施設入所	136 (17.8%)	148 (16.4%)	153 (15.0%)	160 (14.0%)

（　）内は65歳以上人口に占める割合
（高齢者保健福祉計画．をもとに作成）

帯である．65歳以上の世帯状況（5）をみると，単独世帯は1,200人以上となり，見守りが必要な対象が今後も増加する．また，高齢夫婦世帯が急増しており，老老介護や配偶者亡き後の単独世帯化に着目する必要がある．とくに老々介護では，副介護者および介護について語れる身近な人がいないという状況になりやすく，介護者の孤立と虐待のリスクに注意しなければならない．

要支援・要介護高齢者の居場所とサービス利用　介護保険の認定を受けた人のうち，サービスの利用は約7割で推移している（6）．地域密着型施設の入所者が増えており，施設入所はP町の入所定員160人が満員で入所待機者が約100名となっている．入所待機者のほとんどが，在宅あるいは入院中の認知症の人である．

● 家族と人びと

高齢者の転入は年間200人ほど（高齢者人口の約3％）みられ，県内外から移り住んでいる．転入の理由は，定住を望んで戸建て住宅を手に入れるため，あるいは子ども世帯への近居・同居のためというものが多い．P町は一戸建てが多く，敷地面積が70〜80坪と広く，要支援・要介護状態の高齢者にとっても物理的な環境面は恵まれている．

● 労働と人びと

要介護者のいる農家は，農繁期には短期入所，および通所介護の回数を増やすことでの対応がみられる．

3) 認知症高齢者とその家族に関連する地域内外の制度と施設のアセスメント

● 産業・経済

幹線道路沿いには，ホームセンター，大型ドラッグストアがあり，介護用品も扱われている．

第一次産業　切り花と葉物野菜の栽培をしている農家は収入が多く黒字であるが，労働時間は長い．高齢者は健康なうちは働き手として期待されるが，要介護状態になると「家族のじゃまになって申し訳ない」と考える人が多い．

第三次産業　高齢者がゆっくり買い物をして，店舗で交流している様子がみられる．金融機関や小売店の職員の多くが認知症サポーター養成講座を受講済みである．

● 交通・情報通信・コミュニケーション

コミュニケーション　地区センター，保健福祉総合センターが人びとの行き交う場になっている．町内会，老人クラブが各地区で1〜2カ月に1回の定例的な集まりをもっている．

町からの情報　保健福祉事業の情報は，広報，ホームページにより発信されている．介護家族は，保健医療福祉と介護保険の情報を，広報，町の保健師，ケアマネジャー，地域包括支援センター職員，「歩む会」のメンバー，民生委員から得ているが，北部の山間部は過疎化が進み，情報が届いていない．市街地では人びとが出会う機会が多く，人から情報を得ることができるのはP町の強みである．

携帯電話・パソコン　高齢者保健福祉計画策定のための調査によると，65歳以上の人の携帯電話の普及率は約70％である．老人クラブ等では携帯電話を使いこなしている姿が普通にみられる．65歳以上のパソコンの使用率は約30％であり，町からの情報などは紙媒体のチラシのほうが受け入れられやすい．

ボランティア活動　ボランティアの参加意向は，65歳以上では60％と高く，希望の内容は，高齢者の話し相手，趣味の手伝い，家事・買い物の手伝い，高齢者施設への慰問などが多かった．町内の大学のボランティア組織には約200名が登録している．また，P町社会福祉協議会が中心となり，大学の運動系サークルと高校のボランティアクラブが，高齢者世帯の除雪を支援する活動を続けている．

学生ボランティア　P町にある大学の卒業生が中心となって設立された社会福祉法人が，地域福祉の推進に活発な活動を行っており，世代交流のサロン，コミュニティレストランを複数運営している．

認知症サポーター養成講座　地域包括支援センターに事務局を置く認知症キャラバンメイトが組織化されている．全国展開の認知症キャラバンメイトに登録された町内の保健医療福祉職によるメンバーが定例会をもち，交代で，町内会，高齢者クラブ，商工会，学校などにほぼ毎月1回出向いている．

● 治安・安全

犯罪　国道沿いの地域では，訪問販売の被害が相次いだことがあり，表札を出さない地区もある．高齢者クラブにおける詐欺被害予防の講話，民生委員による呼びかけ等により被害は激減した．

町の内外を結ぶ交通機関　「認知症の人と家族の会（全国組織の公益社団法人）」の支部はQ市にあるが，P町から参加する人はいない．P町の高齢者で車を持たない人が，受診，買い物，保健事業等へ参加する際には，コミュニティバスを利用している．あらかじめ連絡をしておけば自宅の近くで乗降できる．

交通事故　Q市と地方を結ぶ大きな国道がP町の南部を通っているため，大型トラックの往来が多く，交通死亡事故が毎年のように発生する．田園地帯には遮断機のない小さな踏切がある．実際に認知症高齢者の死亡事故が3年間で3件発生しており，家族は高齢者の外出に不安をもっている．

● 教育・文化・レクリエーション

生涯教育　介護者も近隣で，趣味や文化的な活動を継続しやすい環境が整っている．

レクリエーションの場　公園，パークゴルフ場が地区ごとに整備されており，気候の良いときには高齢者でにぎわっている．町民は，体育館や地区センターでの高齢者向けの体操，ヨガの教室，卓球などのサークルを利用して，身近なところで安価でスポーツができる．

介護者のリフレッシュ機会　高齢者が通所サービスに出かけている時間を使えば，気分転換や体力づくりができる．「歩む会」でリフレッシュ旅行も年1回行っている．

祭り　季節ごとに町民参加型の祭りがあるが，市街地の駐車スペースが限られているため，障がいをもつ高齢者がイベントに出かけるには，家族の協力やタクシーが必須である．

● 保健・医療・福祉

保健福祉に関する資源　保健福祉総合センター，地域包括支援センター，社会福祉協議会，訪問看護ステーションがあり，それぞれの職員が顔を合わせて話しやすい環境が整っている．民生委員協議会，地域ケア会議および各種セミナー，各種の保健事業も保健福祉総合センターで開催され，保健と

福祉の拠点となっている．町の保健師は7人である．

医療機関　認知機能に障害がみられた場合の，老年精神科，脳外科，神経内科などの受診は，車で約1時間かかるQ市やR市に行く必要があり，認知症の初期の専門的な検査の受診が遅れがちである．

介護保険の施設サービス　町内の介護老人福祉施設（特別養護老人ホーム100人）と介護老人保健施設（60人）がある．認知症者向けグループホームが3箇所ある．さらに，小規模多機能型居宅介護1箇所，有料老人ホーム1箇所，サービス付き高齢者住宅が2箇所ある．高齢者からは「いざというときに使える施設が町のなかにあるのはいいが，いろいろあってよくわからない」という声が聞かれる．

都道府県立保健所　隣接する市にある保健所保健師が，P町の地域ケア会議や事例検討会に参加，協力をしている．

認知症の高齢者にかかわる組織・活動

P町の認知症の人は，介護保険による公的な通所型サービス，訪問型サービスを利用している．加えて，行政，地域包括支援センター，住民組織が独自に，また連携して，認知症の人と家族へのかかわりをもっている．

今回，健康課題として取りあげた「**認知症高齢者の家族介護者の精神的ストレス**」という視点から組織の機能を考えた．町内には認知症の人と家族にかかわる組織が複数存在し，実績，今後の活動意欲ともに，多くの資源が実在している．それらがつなげられることが必要である（**7**）．

7 認知症の人の家族介護者にかかわる組織（表内の「→」以下がアセスメント）

組織名	組織の特性と活動
認知症の人とともに歩む会（通称「歩む会」）	・介護家族の自主組織 ・会員40人，活動歴20年 ・毎月，例会をもち，学習，施設見学，交流，会報発行（月刊）を行い，新旧の家族介護者が在宅での介護が続けられるような互助と啓発を行っている → 認知症の人と家族の量的，質的なニーズをよく把握している組織である．今後も認知症の人の介護者への支援の主要な役割を担う．
認知症キャラバンメイトの会	・認知症キャラバンメイト登録者（専門職，家族，住民）の自主組織 ・会員56人，活動歴6年 ・年間計画を立てて，町内の公的機関，商店，学校などにサポーター養成講座開催． → 活動歴を重ね，意識の高い会員が多く，認知症の理解のための活動から，今後，介護者の支援の強化に役割をもてる可能性がある．
認知症あったかサポーター	・認知症サポーター登録者を社会福祉協議会が事務局となって組織化 ・会員（住民）90人，活動歴0年 → サポーター養成講座に参加後に「何か役に立ちたい」という思いで登録した住民であり，介護者のニーズのための活動に役割がもてると考える．
ケアマネ連絡協議会	・町のケアマネの学習と情報交換を目的として，地域包括支援センターが組織化 ・会員45人，活動歴10年以上 → 町内の介護保険利用者の状況にくわしく，困難をかかえている家族などの把握，家族としての支援対象者の抽出に役割を果たせる．
民生委員協議会	・町内会単位で選出された民生委員が学習と情報交換 ・40人，長年の歴史をもつ → 毎月の協議会で活発に地域の状況を話し合っている．P町を住みやすくしたいという思いが共有されている．担当地域の認知症の人，家族の困りごとを把握しており，対策をともに考える姿勢がある．

4. 人びとの健康状態と生活実態のアセスメント

1) 生物身体的領域

高齢者保健福祉総合計画のための実態調査から，以下が把握された．

● 要介護者の状況

男性32％，女性68％であり，75歳以上が75％であった．介護が必要になった理由は，脳血管疾患，骨折，老衰，がんなどであった．

● 介護者の状況（8）

男性20％，女性80％であり，60歳未満が54％，60〜69歳が20％，70歳以上が26％であった．続柄は配偶者が30％，娘30％，息子10％，息子の妻が10％，その他が20％であった．

介護者は，筋骨格系，循環系の既往が多い．最も問題であるのは精神の不調であり，一般住民の10倍以上であった．悪いところがないという人は3％のみで，一般町民に比べ明らかに心身の課題が多い．

2) 心理的領域

● 施策への希望

一般町民の高齢者施策に関する調査では，高齢者の日常生活における不安は「寝たきり・認知症」「外出時の転倒」「災害時の避難」などがあがっていた（9）．

● 介護者の心理的負担

高齢者保健福祉計画策定時のインタビュー調査から，介護者の心理的負担として以下の内容があがった．

- 介護者には，家族が認知症になったら恥ずかしいと思っている人がいまも多数いる
- 介護者の一部の人は，外からの人に対して，「うちに構わないで」という思いをもっている
- 家族会があるのに，参加しようと思ってくれない介護家族もいる
- 認知症の人や家族がサービスを使ってうまく生活しているわけではない
- 介護家族は，介護保険サービスを使っていても，それ以外の時間の認知症の症状への対応にストレスをかかえており，ケアマネジャーは，家族から「ついカッとして，どなったり，手をあげそうになったりする」という話を聞くことがある

3) 社会的領域

● 高齢者の行動

保健福祉計画策定時のヒアリング調査（専門職，住民），また，日常の保健活動から認知症の人の実態に関して，次の内容が把握された．

8　介護者の健康状態・既往（単位：％）

	介護者 （45〜88歳， N=190）	一般町民 （50〜74歳， N=340）
悪いところなし	3.1	15.0
高血圧	47.4	43.8
高脂血症	19.0	11.3
脳卒中の既往	7.6	4.6
膝や腰の痛み	55.2	33.7
消化器系疾患	16.0	9.8
糖尿病	12.0	8.1
うつ病・精神の不調	30.6	2.9

（高齢者保健福祉計画実態調査．をもとに作成）

9　高齢者の不安，心配

不安・心配の内容	認定あり	認定なし
将来の寝たきり・認知症の不安	51.4	49.4
外出時の転倒や事故	43.5	19.5
火災・災害時の避難の心配	38.8	16.7
収入が少なく生活に不安	24.6	33.9

（介護保険の認定あり n=314，認定なし n=174，単位：％）
（高齢者保健福祉計画実態調査．をもとに作成）

- この町は，認知症の人が歩いても，みんなで見守って声をかけているが，国道に出て行くと危ない
- 認知症の人が買い物をして困っていると，お店の人も周りのお客さんも手伝ってあげる
- 転入者が閉じこもっているうちに認知症が進んでいる
- もともと高齢者が得意だった畑仕事などを続けられると，悪化予防になるのではないか

● 認知症の人の介護者の行動

65歳未満の男女とも働きに出ている人が多い．「歩む会」では仕事をもつ介護者が仕事をやめたほうがいいか悩むという声も聞かれ，実際に介護離職のリスクがとらえられている．ケアマネジャーは実際に介護離職が発生している世帯を把握している．

老夫婦世帯などで，老々介護の状態にある人は「『歩む会』で認知症の人を介護する大変さを聞いてもらえて助かるが，本人を置いて出かけるのは心配．一緒に楽しむ場もあると良いと思う」という．

4) 行動的領域

● 近所づきあい

町と，町内の大学との共同研究による調査から，近所づきあいについては，介護者は，挨拶や立ち話などの交流が約7割にみられており，一般町民よりも交流が多い（⑩）．

● ソーシャル・キャピタル

上記と同様の調査で，「この地域は安全である」「助けが必要なときは近所の人は手を差し伸べる」「将来もいま住んでいる地域に住み続けたい」のいずれの項目も，80％以上が肯定的な回答であった．しかし，「留守の家を見守る」は40％台であり，実際の互助的な活動は多くない．

5) スピリチュアル領域

高齢者保健福祉計画の調査では，65歳以上の人は「生活に満足」が約80％である．介護保険サービス利用者，家族は，「サービスに満足」が88％である．また，今後への希望（⑪）は，介護保険の認定なしの人は，「わからない，考えていない」という割合が多く，認定ありの人は「介護保険サービスなどを使い自宅でずっと暮らしたい」と望む人が多い．ここからみえてくる課題として，介護保険サービスを使う前から家族や周囲の人と将来について意向を共有することと，最期までP町の自宅で過ごせるようなサービスシステムの整備があげられる．

⑩ P町住民の近所づきあい（重複回答，単位：％）

	介護者 （45～88歳，N=190）	一般町民 （50～74歳，N=340）
近所づきあいをほとんどしない	3.8	10.2
挨拶をする	69.4	66.6
立ち話をする	68.8	38.0
ゴミ捨て等を助け合う人がいる	24.3	3.0
家に行き来する人がいる	47.6	16.5
一緒に外出する人がいる	33.0	6.2

（介護保険の認定あり n=314，認定なし n=174，単位：％）
（XYZ大学「要介護高齢者と介護者に関する調査」．から）

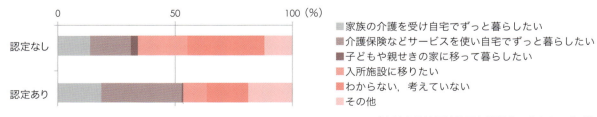

⑪ 高齢者の希望（介護保険の認定あり n=314，認定なし n=174）

（高齢者保健福祉計画実態調査．をもとに作成）

5. 健康課題の特定と分析 （p 82 の図を参照）

　P町の保健師は，地域ケア会議，高齢者保健福祉総合計画策定委員会などの場で取りあげられた内容と，地域包括支援センターや社会福祉協議会の職員，「歩む会」のメンバーとの日常の会話，ならびに健診，介護予防などの保健事業から，認知症の人の介護者がかかえている問題を次のようにとらえた．

- 在宅の認知症の人は約320人いて，家族介護者は約300人である．介護者の7割が就業していて，認知症の人は通所介護を利用しているが，それ以外の時間は屋内で無為に過ごしている
- 介護者の多くが，腰痛，循環系疾患などの健康課題をかかえている．介護者の50％は中程度以上の介護負担をかかえている
- 町の人の認知症への関心は高まったが，介護者が良い介護をすれば認知症は良くなるという風潮が，介護者の新たな精神的負担とストレスになっている
- 認知症サポーター登録者から認知症の人と家族のために活動したいという声があるが，その声をいかすシステムがない
- 認知症高齢者の症状が軽度であっても介護者の仕事中の留守が心配で，入所を希望する例がみられる．しかし，町の施設サービスは満床で，介護者は先が見通せないストレスをかかえる

　これらの状況をもとに，「認知症高齢者の家族介護者の精神的ストレス」を実在する健康課題とした．この健康課題に対して保健師は，健康課題の原因と背景，対処力と構造を明確にするために，生物身体的領域，心理的領域，社会的領域，行動的領域，スピリチュアル領域について，既存のデータと保健師活動から得られた情報の再分析を行った．

　この健康課題が解決されない場合，以下のリスクが考えられる．

- 介護者：疾病や障害の発生，QOLの低下，介護離職の増加，虐待
- 認知症高齢者：介護者の疾病や障害の発生により在宅生活の継続が困難となること，認知症の重度化，QOLの低下
- 社会：施設入所の希望の増加による供給の不足

　認知症の高齢者と家族への対策は，国，都道府県レベルで新オレンジプラン，認知症サポーターキャラバン事業，認知症の人と家族の会の全国・都道府県組織による活動が動いている．P町の環境要因として，産業の活性化により就業者が増加しており，介護との両立に困難を生じる可能性，町内の地域格差，限られた医療資源などの課題がある．同時に，P町内には保健医療福祉系の大学が存在する強みや，住民と行政が連携してまちづくりが進められてきた強みがあり，これらにもとづいた対策が考えられる．

　介護者のストレスをとらえる指標として，介護者の健康度（自己評価，健診結果），うつの状態，介護の負担と肯定感，生活満足度などが考えられる．

6. 健康課題への対策 （p 83 の図を参照）

　認知症の人の家族への支援の対策を検討するため，P町では，認知症対策の組織が立ち上げられた．第α期高齢者保健福祉計画の認知症対策部分を担うという位置づけである．メンバーは，町の高齢者担当部門職員，町の保健師，地域包括支援センター職員，社会福祉協議会職員，「歩む会」会員，民生委員代表からなり，「P町認知症の人と家族への支援計画部会（部会）」と命名された．

　この部会により，対策として，3本の柱からなる事業を計画した．

健康課題の原因・背景要因：■■▶　対処力・資源：■■▶　健康課題への影響：┈┈▶

健康課題の影響の予測

［人びとの集団］

生物身体的領域
- 介護者の高血圧，腰痛，うつ病が多い

心理的領域
- 認知症への不安がある

社会的領域
- 近所づきあいは多いが，互助は多くない
- 家族介護者にかかわる多様な組織が存在する

行動的領域
- 介護離職が発生している
- 高齢者と介護者が出かけられる場へのニーズがある

スピリチュアル領域
- 自宅でずっと暮らしたいという希望がある

［健康課題］

認知症高齢者の家族介護者のストレス

（指標）
- 介護者の健康度
- 介護者の疾患（うつ）
- 介護負担尺度得点（Zaritの介護負担尺度）
- 介護肯定感尺度得点
- 介護者の生活満足度

［人びとへの影響］〈介入／未介入〉

身体的領域
- 介護者の疾病・障害　　　〈減少／増加〉

心理的領域
　　〈認知症の不安の軽減，介護の肯定／介護者の孤立〉

社会的領域
- 家族支援にかかわる組織　〈協働／停滞・混乱〉

行動的領域
　　〈高齢者の活動の継続／高齢者の認知症の悪化〉
- 介護者の離職　　　　　　〈予防／増加〉

スピリチュアル領域
- 自宅での生活　　〈継続／破綻，入院・入所増〉

担当地区（P町）

［環境要因］

- （物理的環境）積雪地域，山間部には資源が少なく，地域格差がある
- （経済）建設業，製菓工場の発展に伴い，女性就業者が増加している
- （政治と経済）行政と住民の協働によるまちづくり，活性化が図られている
- （教育）保健医療福祉系大学があり，生涯教育が充実している
- （安全と交通）都市部まで1時間，幹線道路で交通事故が発生している
- （コミュニケーション・レクリエーション）ボランティアや町内イベントへの参加者が多い
- （保健医療福祉）限られた医療資源，保健事業と福祉で補完している

［環境要因への影響］〈本事業による影響の予測〉

- （物理的環境）山間部居住者の格差解消
- （経済）就業の継続
- （政治と経済）まちづくり，活性化の継続
- （教育）充実した生涯教育の継続
- （安全と交通）認知症の人と家族の出かける場づくりによる安全向上
- （コミュニケーション・レクリエーション）認知症の人と家族の楽しみの増加
- （保健医療福祉）専門職と住民の協働による認知症の人と家族のQOL向上

［上位システム］
- 国の「新オレンジプラン」
- 認知症サポーターキャラバン事業

［対外システム］
- 認知症の人と家族の会　県支部

2　事業化の実践例　**高齢者保健活動**――認知症高齢者と家族

〈実態把握対策〉
目標：家族介護者（約300人）の健康度・介護負担肯定感を把握する

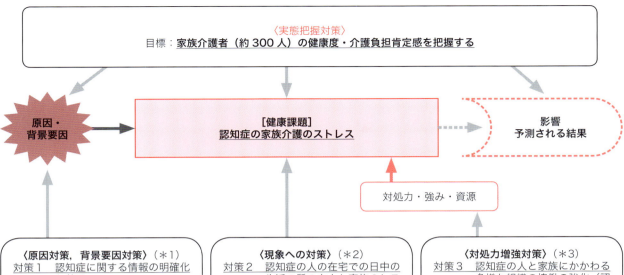

〈原因対策，背景要因対策〉（＊1）	〈現象への対策〉（＊2）	〈対処力増強対策〉（＊3）
対策1　認知症に関する情報の明確化と普及 ・「P町認知症ケアガイドブック（認知症ケアパス）」の作成と配布・普及 ・季節のイベント（既存のふくし祭りなど）での認知症の人と家族への理解の呼びかけ	対策2　認知症の人の在宅での日中の生活の質の向上と家族のレスパイトケア ・認知症サポーター登録者による「認知症あったかサポーター」の組織化 ・町内の社会福祉法人と「認知症あったかサポーター」の連携による認知症の人の園芸と畑づくり活動 ・「認知症あったかサポーター」による訪問（週1～2回の半日程度の訪問による対話や散歩）→認知症の人の悪化予防と介護者のレスパイト	対策3　認知症の人と家族にかかわる多様な組織の協働の強化（認知症カフェ，ケアカフェの開催） ・認知症カフェ（週末の日中）：当事者と家族がともに出かけられる場をめざし，町民，関連する多様な組織の誰もが自由に参加できる顔のみえる関係を構築する ・ケアカフェ（平日の夜）：関連する多様な組織が，施設，在宅サービス，行政，住民の枠を超えて，飲食しながら交流することで地域の課題とアイデアを共有する
1次予防 ポピュレーションアプローチ	1～3次予防 ポピュレーションアプローチとハイリスクアプローチの統合	

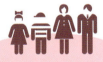

個人・家族へのおもな支援
・町内の社会福祉法人と「認知症あったかサポーター」の連携による認知症の人の園芸と畑づくり活動（＊2）
・「認知症あったかサポーター」による訪問（週1～2回の半日程度の訪問による対話や散歩）（＊2）
・「P町認知症ケアガイドブック（認知症ケアパス）」の作成と配布・普及（＊1）
・季節のイベント（既存のふくし祭りなど）での認知症の人と家族への理解の呼びかけ（＊1）

地域社会へのおもな支援
・認知症サポーター登録者による「認知症あったかサポーター」の組織化（＊2）
・認知症カフェの開催（＊3）
・ケアカフェの開催（＊3）

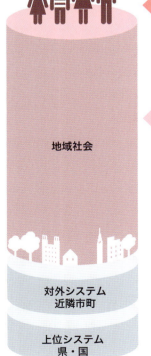

7. 事業計画の立案

事業計画の3本柱は，1）認知症に関する情報の明確化と普及「P町認知症ガイドブック（認知症ケアパス）」の作成，2）認知症の人の在宅での日中の生活の質の向上と家族のレスパイトケア，3）認知症の人と家族にかかわる多様な組織の協働の強化「認知症カフェの開催」である．ここでは，1）2）のおもな内容に触れ，3）に焦点を当てて詳述する．

1) 認知症に関する情報の明確化と普及

「P町認知症ガイドブック（認知症ケアパス）」の作成

おもな内容
- 家族への情報提供：認知症の進行に合わせて受けられる支援一覧（認知症パス）
- 本人と家族への支援：予防，受診，公的・私的サービスの活用方法
- 町民，専門職の学習，情報の共有ツール

2) 認知症の人の在宅での日中の生活の質の向上と家族のレスパイトケア

おもな内容
- 認知症サポーター登録者による「認知症あったかサポーター」の組織化
- 社会福祉法人と「認知症あったかサポーター」の連携による認知症の人の園芸活動
- 平常時の在宅での生活の質の向上，交流，認知症の進行予防
- 季節イベントの開催による認知症の人と家族への理解の促進

3) 認知症の人と家族にかかわる多様な組織の協働の強化

認知症カフェの開催

主な内容
- 本人，家族，支援者，住民，専門職の交流，週末の日中などに，2カ月に1回程度
- 本人，家族の孤立の予防と介護や生活に対する思いの表出によるストレスの緩和

事業計画（認知症カフェの例）

市（区）町村名	P町
健康課題	「認知症の人の家族介護者の精神的ストレス」 （認知症の人の家族介護者の多くは，高齢者が介護保険サービスを利用していても，在宅時の昼夜を通しての長時間の緊張と精神的ストレスをかかえている．老夫婦世帯など家族規模が縮小化しており，副介護者がいない世帯が多い．介護者の精神的ストレスが高まることで，虐待のリスク，介護者のストレス性疾患の発症などにつながる）
事業名	P町認知症カフェ
目的	認知症カフェの目的は，地域の人や専門家と相互に情報を共有し，お互いを理解し合う場の創出である．すなわち認知症の人と家族にとって，一緒に出かけられて，リラックスしながらともに楽しめる場であり，専門職，および関心をもつ住民，学生などは，交流しながら，楽しく学び合う場である．開催を継続することを通じて，関係者のエンパワメントと，認知症の人と家族にとっての住みやすい地域づくりへとつながることを最終目的とする．
目標	1）認知症の人と家族は，認知症カフェに参加することで，リラックス，癒し，楽しみが得られる． 2）家族は，認知症カフェへの参加により介護ストレスが緩和される． 3）認知症カフェに参加する専門職，および関心をもつ住民，学生などは，「カフェの参加者」という同じ立場で交流しながら，互いに学び合うことができる． 4）認知症の人と家族を含むすべての参加者が交流を楽しめる． 5）認知症の人と家族を取り巻く専門職，住民が，認知症の人と家族の暮らしやすい地域づくりにかかわっている実感をもつことができる．
対象	・認知症の人，家族， ・専門職（ケアマネジャー，保健師，訪問看護師，介護保険サービス職員など），「歩む会（家族会）」メンバー，認知症キャラバンメイトの会メンバー，認知症あったかサポーターメンバー，民生委員，ボランティアなど

法的根拠／ 施策との関連性・ 位置づけ	1）新オレンジプラン 　・認知症への理解を深めるための普及・啓発の推進 　・認知症の人の介護者への支援 2）厚生労働省「地域共生社会：わがこと・まるごと」のまちづくり 3）P町高齢者保健福祉・介護保険総合計画の「認知症対策，家族支援」に位置づける．
実施計画	地域への定着をねらい，3年間の事業とし，4年目以降は運営委員会の自主事業とする． 〈開始年から3年間〉　運営委員会による協議で計画 1）開催日　年4回（2月，6月，9月，11月），平日午後2時間程度 2）場　所　保健福祉総合センター，地区センターなど 　　　　　　各地の当事者，家族が参加しやすいよう，時期によって移動 3）参加費　1家族100円．茶菓代とする 4）定員　　定めない．おおよその目安として30人／回 5）内容　　4〜5人のグループで着席し，茶菓を楽しみながら交流する．交流のきっかけとなるような，回ごとのテーマを設定 6）進行　　運営委員会参加組織から交代で1〜2名 7）申込　　事前申込，当日参加の両方を受け入れる 〈4年目以降〉　運営事務局をP町地域包括支援センターから運営委員会代表へと移行する．
予算	1）会場費　　保健福祉センター，地区センター等公的施設は無料 2）備品　　　公的施設での開催時は，ポット等を無料で借用 3）人件費（事務補助員）　　　　　　　　　　　　20,000円 4）広告費　紙，インキなど　　　　　　　　　　　10,000円 5）消耗品　紙の食器類，ペーパータオルなど　　　 4,000円 6）会議費　　　　　　　　　　　　　　　　　　　10,000円 7）その他（事業評価用文字起こし代等）　　　　　20,000円 8）開催周知方法　・P町広報，ホームページへの掲載 　　　　　　　　　・チラシの配布（各組織，訪問看護利用者等）など
推進体制／ 主催・共催・後援	1）運営事務局：P町地域包括支援センター 2）主催は運営委員会：ケアマネ連絡協議会，「歩む会」，認知症キャラバンメイトの会，認知症サポータークラブの代表などにより，年間の計画（日時，場所等）を立案
推進計画	1）開催3カ月前 　・運営委員会による企画（日時，場所，内容，役割）の決定 2）開催2カ月前 　・運営事務局によるチラシの作成，承認，配布 　・P町広報，ホームページへの掲載依頼 3）開催1週間前 　・運営委員間での確認（申し込み状況，内容，買い物，留意点など） 4）実施1週間以内 　・運営委員会による評価（参加者数，参加者の様子から事業の目標の各回の達成度を共有，記録する）

8. 事業評価計画の作成

　認知症カフェ事業について，アウトカム評価，プロセス評価，システム評価，波及効果評価を以下のように計画した．アウトカム評価として，本事業の主目的である介護者のストレスの緩和に関連する事項を毎年アンケートで把握する．プロセス評価は，認知症カフェの回数，参加人数などを量的に把握し，毎回のプログラムと効果を観察，ヒアリング，参加アンケートにより把握する．参加によって介護者がリラックスしているか，参加者の交流，学び合いがみられるかを評価する．システム評価，波及効果として，3年を1単位とする長期的な視点で，町全体を視野に入れて，高齢者保健福祉計画策定時に，関係する組織全体の定期的・継続的な活動，認知症者への理解に関する地域格差などの解消がなされたかを評価する．

事業評価計画（認知症カフェの例）

評価の種類	対象	評価指標	評価方法	時期
アウトカム評価	認知症の人	在宅期間の延伸	高齢者保健福祉計画調査	3年に1回
	介護者	介護ストレスの緩和	事業評価アンケート	年に1回
		介護する生活の受け入れ・満足感		
	参加住民・専門職	認知症の人と家族の暮らしやすい地域づくりにかかわっている実感		
プロセス評価	介護者	リラックス・癒しの感覚	記録，観察，インタビュー，アンケート	毎回
	認知症の人	表情，落ち着いた様子		
	参加住民・専門職	交流・学び合い		
	運営	参加人数，プログラム		
システム評価	運営	保健医療福祉機関の協力	場の提供，寄付などの記録	年に1回
	町全体	認知症カフェの周知の度合い	事業評価インタビュー	年に1回
波及効果評価	町全体	認知症の理解に対する地域格差解消	高齢者保健福祉計画調査	3年に1回
		認知症の人が出かけられる場の拡大		
		事故や虐待の減少		

3 事業化の実践例 親子保健活動——子どもの虐待予防

　中核市における「実在型健康課題」「リスク型健康課題」の一例として，子どもの虐待予防に取り組んだ事例である．地域アセスメントから親子保健事業までを通して，対策，評価計画の立案などの一連の過程を取りあげる．なお，地域のデータベースアセスメントは「1. 地域概要の把握」として説明する．

1. 地域概要の把握

1) 地域の歴史，自然・地理的環境

　日本の北部，県のほぼ中央にある平野部に位置するA市は，市制施行以来，近隣町村との度重なる合併・編入によって市域を拡大してきた．面積は647.80 km^2，市は全10地区に分かれている．市の中心部を中心に開けてきた5地区（A〜E）と，その周りを取り囲む自然の多い5地区（F〜J）に分かれる．

　内陸特有の気候で年間の気温差が大きい．夏は暑く，冬は寒さが厳しい．降雪量も多く，除雪作業をする必要がある．地震・台風等の自然災害は少ない地域である．

　県の北部圏域の中心都市として，近隣市町に行政・商業・工業等で強い影響力をもつ．集散地・物流の拠点でもあり，近郊の海から新鮮な海産物が集まる．また，りんごやさくらんぼ等の果樹，野菜の一大産地でもある．市内の至る所から連山の雄大な山並みを望むことができ，市の中央には多くの川が流れ，雄大な自然環境に恵まれている．

　中心部には市役所をはじめとする公共施設やさまざまな産業施設が集積している．大手デパートや金融機関，多くの医療施設等の都市機能も充実し，日々の生活に便利である．

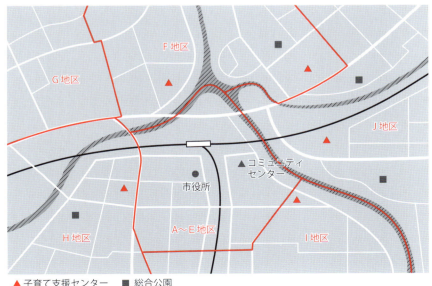

▲子育て支援センター　■総合公園

2) 地域に暮らす人びと

(1) 人口学的構成の視点から

● **人口構成**

　人口は約35万人であり，中核市に指定されている．近隣に位置する都市に次ぐ人口規模の市である．人口は1985年までは増加していたが，それ以降は横ばいか徐々に減少している（**1**）．また，3区分別年齢別人口の推移をみると，年少人口は12.0％，老年人口は29.3％であり，少子高齢化が進行している．地区別人口と地区別老年人口割合は**2**,**3**のとおりで，駅近郊の中心部以外の地区（F～J）は人口減少率が著しい．

　A市の人口は，15年前より死亡数が出生数を上回り自然減が続いており，本年では1,030人減となっている．また，転出数が転入数を上回る転出超過（社会減）が続いており，本年では80人減となっている（**4**）．

● **健康と人びと**

　A市の近年の平均余命は全国と大きな差はない．年齢階級別死亡数を主要死因でみると，男女とも40歳未満までの死亡数は少ないが，男性では不慮の事故や自殺が目立つ．女性では30歳代からの悪性新生物が多くなっている．40歳以降では男女とも悪性新生物，心疾患，脳血管疾患の生活習慣病が多くなっている．30歳代以前から生活習慣の予防が重要である．さらに，若い男性の自殺予防対策が重要である．

● **家族と人びと**

　家族類型別一般世帯数のうち，核家族である夫婦と子世帯は全体の24.0％である（**5**）．

● **労働と人びと**

　A市の産業別人口は，第一次産業が約500人，第二次産業が約4万人，第三次産業が約13万人で

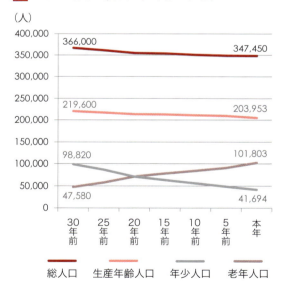

1 人口の推移（総人口，年齢3区分）

2 地区別人口と増減（人）

	5年前	本年	増減
A区	15,339	15,199	−140
B区	12,820	12,738	−82
C区	33,288	33,096	−192
D区	54,720	54,519	−201
E区	58,965	67,451	8,486
F区	50,695	48,744	−1,951
G区	46,930	44,495	−2,435
H区	34,677	32,684	−1,993
I区	8,276	5,313	−2,963
J区	34,425	33,211	−1,214
全市	350,135	347,450	−2,685

（A市人口統計書．をもとに作成）

3 地区別老年人口と増減（人）

	5年前	本年	増減
A区	64.4	67.4	3.0
B区	25.3	29.1	3.8
C区	32.8	35.9	3.1
D区	25.9	29.3	3.4
E区	23.3	24.9	1.6
F区	28.8	33.5	4.7
G区	60.8	67.0	6.2
H区	23.2	27.3	4.1
I区	50.4	57.4	7.0
J区	66.8	75.2	8.4
全市	25.5	29.3	3.8

（A市人口統計書．をもとに作成）

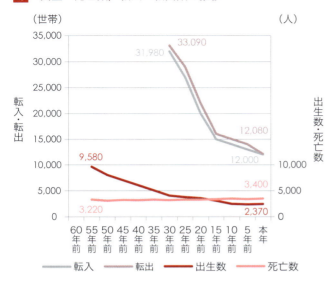

4 出生・死亡数，転入・転出数の推移

（A市人口ビジョン．をもとに作成）

5 家族類型別一般世帯数

<table>
<tr><td colspan="2">項　目</td><td>世　帯</td><td>割　合（％）</td></tr>
<tr><td colspan="2">総　数</td><td>153,986</td><td>100.0</td></tr>
<tr><td rowspan="9">家族類型別一般世帯数</td><td>A　親族のみの世帯</td><td>977,811</td><td>63.5</td></tr>
<tr><td>Ⅰ　核家族世帯</td><td>92,671</td><td>60.5</td></tr>
<tr><td>　夫婦のみ</td><td>39,322</td><td>24.6</td></tr>
<tr><td>　夫婦と子</td><td>37,000</td><td>24.0</td></tr>
<tr><td>　男親と子</td><td>1,637</td><td>1.1</td></tr>
<tr><td>　女親と子</td><td>13,601</td><td>8.8</td></tr>
<tr><td>Ⅱ　核家族以外の世帯</td><td>9,218</td><td>6.0</td></tr>
<tr><td>B　非親族を含む世帯</td><td>1,231</td><td>0.8</td></tr>
<tr><td>C　単独世帯</td><td>54,819</td><td>35.6</td></tr>
<tr><td rowspan="3">（別掲）</td><td>母子世帯</td><td>3,761</td><td>5.4</td></tr>
<tr><td>父子世帯</td><td>252</td><td>1.4</td></tr>
<tr><td>65歳以上世帯員がいる世帯</td><td>98,399</td><td>63.9</td></tr>
</table>

（A市の世帯・人口統計．をもとに作成）

ある．産業別就業者の男女別では，第一次産業で差はないが，第二次産業で男性が多く，第三次産業で女性が多い．女性の第三次産業の大半は，卸売り・小売業，飲食店・サービス業に従事しており，女性就業者全体の約7割を占めている．

　A市の生活保護率は29.2（人口千対）であり，年々増加傾向である．

(2) 意識体系的な視点から

● **価値・規範**

　市内にはデパート，銀行，スーパー，コンビニエンスストア等，生活するために便利なものが身近に揃っている．A市に長く住む住民は，A市をとても気に入っており愛着があると考える．A市は県の北部県域の中心都市として，集散地・物流の拠点でもあることから，新しい文化や情報を取り入れることができると思われる．一方で，古くからある地区ではその土地に長く居住している者が多い．

● **健康意識**

　特定健康診査受診率の近年5年間の平均は約30％である．全国，県と比べると低い．青年期から壮年期の時期は，仕事や家庭での役割を優先する傾向があるため，自分の健康への関心や行動を後回しにしてしまう傾向にあると考える．しかし最近は，ジョギングブームなのか夏は郊外で走っている人を見かける．健康志向の若者も増えてきている．

(3) 行動体系的な視点から

● **人びとの関係**

　市の中心部以外は，もともと長く住んでいた高齢者が多く，近隣関係のつながりが強い．高齢者が多い地区では町内会加入率が高く，近所づきあいもある．住民の特性として，人がのんびりしていてやさしく，自由でおおらかである．町内会では子どもにかかわりたいという姿勢があり，活動意欲もある．

● **日常生活行動**

　市の中心部は栄えている．車で20分ほど行くと畑や水田がある地域もあり，自然豊かである．周辺の地域には，スキー場やりんごで有名なまち，観光で有名な市もある．県の中央に位置するため，どこへ行くにもアクセスしやすいという特徴がある．土地，家の価格が安いため，新興住宅地が多いF地区もある．野菜は地場産のものが多く，価格も安い．最近実施した，中心部の駅近辺に居住する生活者を対象とする調査結果によると，普段の買い物，ショッピングをするところともに，最近できたばかりのショッピングモールが最も多かった．普段の買い物ではスーパーが続く．また，ショッピングでは市の中心部で発展してきた百貨店，ファッションビルが続いた．交通手段は，普段の買い物，

ショッピングともに自動車が最も多く，8割以上を占めていた．日常の買い物は車を使用し，日用品は身近な場所で入手可能である．

3) 地域内外の制度と施設

- **政治・行政・自治**

　市では，市民と行政の「協働」による市民参加のまちづくりを推進している．

　財政力指数は1985年頃には0.7を超える数値であったが，1989年以降は年々低下し，中核市のなかでも低いほうに位置している．財政力指数変動率も下落傾向にあり，直近では−7.62％と財政は厳しい状況である．

- **産業・経済**

　産業構造では，第三次産業が中心であり，なかでも卸売・小売業が最も多い．家具，紙，パルプ，食料品等の製造業や卸・小売業等の基幹産業が集積している．また，A市は農業の集散地・物流の拠点となっている．地場産業としては酒造業や家具製造業がある．昔から良質米の産地として知られ，米作が盛んである．F地区では，りんごやさくらんぼ等の果樹生産が盛んである．

- **交通・情報通信・コミュニケーション**

　主要国道3本，JR3線の始終点となっているほか，1989年に高速道路が開通，さらにB空港で3,000 m滑走路の供用が開始されるなど，地域の商業流通の拠点都市として，交通はより便利になってきている．市中心部から約40分で空港へ行けるため，県内外の各地へのアクセスが便利である．また，市内はバス会社3社が運行している．市の中心部ほど便は良いが，郊外ではバスの本数が少なく，バス停までの距離が遠いなど，不便な地区もある．車の保有台数は，近年，横ばい傾向である．

- **治安・安全**

　近年の検挙数は窃盗の数が最も多いが，経年でみると横ばいである．交通事故の発生件数は年々減少している．救急の出動・搬送件数は，一般負傷，その他，交通事故の順である．治安について全体としては悪いところはなく，駅周辺に居酒屋，スナックなどはあるが，他に犯罪が起こりやすい特定の地域などはない．

- **教育・文化・レクリエーション**

　市内には幼稚園30箇所，近年では幼保連携型認定こども園が数箇所ある．また，小学校59校，中学校30校，高校15校，大学・短大5校，専修学校は10校ある．総合公園が4箇所，児童遊園・ちびっこ広場が150箇所ある．博物館，科学館，美術館，動物園，図書館等もあり，文化に触れることができ，家族で楽しめる施設が多数存在する．屋外施設としてはスキー場があり，雪遊び，スキーやスノーボードを楽しむことができる．

2. 保健師の問題意識

　A市保健センターに勤務している保健師Bは，親子保健事業全般を担当して7年目である．保健師Bは，最近，乳児健康診査（以下，健診）のとき，以前よりも父親が母子に付き添ってくる姿が増えてきたことを感じていた．そして健診時に，ある父親（30代後半，第1子）が「妻をどのようにサポートしてよいかわからない．子どもは自分が抱くと余計に泣く」と話していたことが気にかかっていた．また，「結婚して子どもが生まれた後の生活はがらりと変わった．妻を見ていると，とても情緒不安定で，自分はいったいどう接すればよいのかわからない」と話している父親（30代前半，第1子）もいた．しかし，健診時は妻と一緒にいるため，それ以上くわしくは聴けなかった．

　保健師Bは，最近，育児に参加する父親が増えてきていると思う一方，産後，母親と子どもとの生活が変化したことにどう対応したらいいのかと悩む父親が増えていると感じ，「この時期の子どものいる家族の本当のニーズとは何だろう？　親子保健事業は家族のニーズに応えているのだろうか」と思いはじめていた．いままで父親からじっくり話を聴く機会があまりなかったが，実は何か困難をかかえているのではないかと考えた．

　また，赤ちゃん訪問や健診の事後，子ども虐待事例あるいは，虐待が予測される事例の支援数が年々増えてきている．子ども虐待予防を考えたとき，家族に対してどのような活動をしていけばよいのだろうかと考えていた．妊娠期，あるいはもっと前の時期からかかわりはじめなければならないとも思う．でも，まずできることから始めたいと思った．

　親子保健事業を担当している保健師間で，このような自分の考えを話すと，他の保健師も同様の内容が気になっていることがわかった．親子保健事業担当者のミーティングの際に，この地域の子育て環境において，家族への支援として重要なことは何か，乳児期の親子保健事業としてできることについて話し合った．この話し合いの結果，「妊娠期を経て，出産後の時期，とくに乳児期の子ども虐待予防が重要である．父親，母親が主役となり親自身が開放できる場，機会があるとさらによい」という意見に集約された．

　この意見を受けて，保健師Bは，①ターゲットとする集団は乳児とその両親とすること，②ターゲット集団のニーズをアセスメントすること，③アセスメントの結果，健康課題を明確にすること，④課題を事業につなげること，を念頭に置いてデータを整理した．

3. 対象の背景にある地域特性の把握

対象となる集団
対象とする集団として，A市の乳児をもつ家族（両親）に焦点を当てた．

1) 乳児をもつ家族（両親）を取り巻く地域の歴史，自然・地理的環境

　A市には，子どもと親たちが遊べる施設が多数存在するため，近隣町村から遊びに来る家族もいる．行政は市民がいつまでも住み続けたいと思えるまちづくり，子育て支援施策を進めている．

2) 地域に暮らす乳児をもつ家族（両親）

（1）人口学的構成の視点から
● 人口構成
　A市の人口は減少傾向である．本年の出生数は年間約2,400人程度である．A市の出生数・合計

特殊出生率ともに徐々に下がってきており，全国，県と比べるとやや低くなっている．今後も出生数は減少していくことが予測される．A市の0歳児人口は20年前に約3,500人であったが，徐々に下降し本年は2,370人である．今後も乳児の人口は減少していくことが予測され，乳児を育てている家族も同様に減少していく傾向にあると考える（6，7）．

● 家族と人びと

　A市における近年の出産時の母の年齢別統計によると，全体の約3％が10代である．数値は3％と低いが，10代の妊娠・出産は虐待リスク要因のひとつであるため，推移を把握していく必要がある．全国的に，出生数を母の年齢（5歳階級）別にみると，従来は25～29歳の出生数が最も多かったが，近年は30～34歳が最も多くなっている．A市でも，25～29歳が全体の約40％，30歳以上が全体の45％を占め，30歳以上の母親の割合が増加傾向であり，出産の高齢化の傾向がうかがえる．

　A市の離婚率は高く，3.20（人口千対）であり，全国，県より高く年々上昇傾向である．出産年齢の中核となっている30代女性の離婚率が顕著である．18歳未満の児童のいる世帯数の全世帯に占める割合は，年々減少している．また，母子世帯は5.4％と5年前に比べて2倍に上昇し，父子世帯は1.4％で5年前より0.4ポイント微増している．A市は全国と比べてみても，母子・父子世帯の割合が高い．乳児のいる世帯においても，家族類型別世帯割合の傾向は近似していると考える．今後，30代女性の出産後の離婚が増えているのかどうか，単親家庭の子育ての実態やニーズに関して情報収集していく必要がある．

● 労働と人びと

　A市は大企業より中小企業が圧倒的に多く，子育てに関する支援等は十分に整備されていない状況である．近年，生活保護世帯のうち，母子世帯の占める割合が増加傾向にある．母子世帯の経済状況はかなり厳しいことが予測される．

(2) 意識体系的な視点から

● 価値・規範

　G地区は専業主婦で子育てをしていた世代が多く，子育てに関しては母親が責任をもってすべきなどの価値観もある．

(3) 行動体系的な視点から

● 人びとの関係

　市の中心部E地区に公務員住宅，社宅があり，そこでは転勤族が多く，子育て世代は核家族が多い．身近な場所に実家はなく，子育ての手助けがすぐに得られない．共働きの家族も多いため，子どもは保育園，子育てサポートのサービスを利用している者が多い．

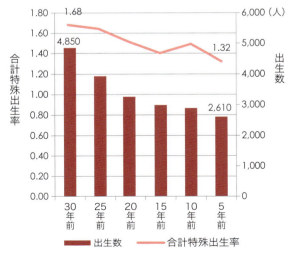

6 合計特殊出生率と出生数の推移

（A市人口ビジョン．をもとに作成）

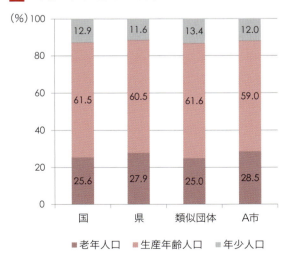

7 年齢3区分別人口の比較

（A市人口ビジョン．をもとに作成）

- ● 生活と再生産

  幼児教育から高等教育まで市内で過ごす人が多いが，地元に大規模な企業がないため，大学までは在住していても，就職時期には市外へ出ていく若者が多い．

3) A市の乳児をもつ家族（両親）に関連する地域内外の制度と施設

- ● 政治・行政・自治

  市の市民参加のまちづくり推進を重点テーマのひとつとして，「こどもが健やかに育つまちづくり」を掲げている．今後，人口減少の進行が見込まれるなか，出生数の増加等，自然減への対応が重要であり，結婚，妊娠，出産，子育て等への切れ目のない支援を進め，子どもを安心して生み育てることのできる環境を整備していくことの必要性をうたっている．

  市役所は15部局から構成され，母子の健康に関することは保健福祉部の健康課が担当している．健康課には，係長を含め8名の保健師が所属している．保健福祉部のある保健所の予算規模は約17億円で，市の一般会計の1％を占める．来年度の予算編成では，親子保健事業のなかで育児教室に今年度の2倍の予算がつき，他の事業は例年と大差ない．児童虐待予防・防止ネットワーク事業に来年度は約500万円の予算がついている．

- ● 交通・情報通信・コミュニケーション

  長く居住している者が多いG地区では，高齢化率，持ち家率が高く，転出入が少ない．町内会加入率が高く，近隣住民との交流もある．その隣のH地区には母子世帯の生活保護世帯も多い．経済的な問題があるケースや健診への参加が少ないケースは，虐待リスクの要因のひとつとして把握しておく必要がある．一方，公務員住宅や社宅が多いE地区には転勤族も多く，町内会に入っておらず各種保健事業への参加も少ない傾向である．各町内会では，民生児童委員，主任児童委員等が活動している．町内会の活動のひとつとして，子どもの虐待の早期発見等についても検討している．委員は高齢者が多く，活動のなかで子どもを含めて親にもかかわりたいという意識をもっているが，実際はどのように声をかけたらよいのかわからないという相談を以前，保健師にしていた．子育てを見守る機能と役割が発揮できるよう支援していくとよいと考える．

  若者世代，子育て世代は，SNSの普及により，子育てに関するさまざまな情報についてSNSを通して収集する人が多い．利用しているコミュニケーション手段は電話よりメールが多い．一方で市内はフリーペーパーが充実しており，育児に関するさまざまな情報を得ることができる．

- ● 教育・文化・レクリエーション

  市内の幼稚園，幼保連携型認定こども園では，一次保育，教育相談活動等を行っている．また，小学校，中学校，高校では，子ども虐待の早期発見や連携等の活動をしていて，子ども虐待予防に向けて，思春期教育にも取り組みはじめた．将来の親育成を視野に入れた思春期教育の内容を充実していくことが重要である．また，虐待予防に関する研究と活動に熱心に取り組んでいる大学もある．

  市内には，総合公園，児童遊園・ちびっこ広場等，子どもが遊べる施設が充実している．NPO法人がさまざまな子育て支援活動を実施しはじめたところで，これらのNPO法人がかかわる子育てサービスが多数存在する．交通の便が良く集まりやすい場所に，子どもが遊べる施設，コミュニティセンターがある．

- ● 保健・医療・福祉

  妊娠期から乳児期の親子保健事業では，母子健康手帳の交付，母親・両親教室，妊婦健康相談，妊婦訪問，妊婦健診，乳児健診・健康相談，離乳食講習会，子育て教室，多胎児交流会，乳児精神発達相談，予防接種，赤ちゃん訪問等，各種事業を実施している．小児科を標榜している医療機関は58箇所あり，居住地区内でかかりつけ医を決めることは十分可能である．児童相談所が駅の近くにあり，子育て支援センターも市内5箇所に設置されている．子育て支援センターは，居住地区によって交通の便が悪く不便な人もいると思われるが，保護者が希望すればすぐ利用できる育児ボランティア，ファミリーサポートセンター等があり，市のホームページ，広報等でPRしている．ファミリーサポー

トセンターにはNPO法人がかかわっている．

児童虐待に関する国・県の動き

　国の動きとしては，児童虐待の防止等に関する法律（以下，児童虐待防止法とする），児童福祉法等の一部改正などにより，母子保健施策が，児童虐待の発生予防，早期発見に資するものであることを明確化している．また，「健やか親子21」「地域保健における児童虐待防止対策の取組の推進について」「地域保健対策の推進に関する基本的な指針の一部改正について」「児童虐待の防止等に関する専門委員会」報告書等が次々と通知され，親子保健活動を活用して児童虐待対策を実施することが求められている．

　2004年，児童虐待防止法改正のなかで関係者によるネットワークの位置づけが法的に規定された．また，2007年より，生後4カ月までの全戸訪問事業（こんにちは赤ちゃん事業）においてリスクアセスメントが実施されている．県においては，2004年度から児童虐待予防対策強化事業を実施し，支援システムの整備，児童虐待マニュアルの作成等を実施してきた．A市の近隣地域において，子ども虐待予防対策に重点を置いて活動が強化されはじめている．近隣の町村ではフィンランドの出産育児相談「ネウボラ」をモデルにした，ひとつの窓口で継続して支援できる体制づくりとして，日本版ネウボラが始まっている．

連携・保健医療福祉システム

　A市においては，関係機関が連携を図り，児童虐待等への対応を行う児童虐待予防・防止ネットワーク事業を2006年から実施している．この事業では，児童虐待に関する研修会の開催，関係機関ネットワーク会議の開催，事例検討会，マニュアルの作成等の事業を実施しており，各関係者によるネットワークシステムが形成されている．社会の動向，要請により，虐待予防に関する対策の強化が推進されていることから，A市においても虐待予防に関する事業をさらに強化できるこの機会を活用して，活動を推進していくとよいと考える．

A市の全体像

　日本の北部，県のほぼ中央にある平野部に位置するA市は，人口は約35万人であり，近隣に位置する都市に次ぐ人口規模の市である．A市は，県の北部圏域の中心都市として，集散地・物流の拠点である．A市の本年の出生数は年間約2,400人程度である．A市の乳児人口，乳児を育てている家族は減少傾向である．A市の離婚率は全国と比べて高い．A市は全国と比べて，母子・父子世帯の割合が高い．

　A市の産業別人口では，第三次産業が多い．大企業より中小企業が圧倒的に多く，子育てに関する支援等は十分に整備されていない．市の中心部に公務員住宅，社宅があり，そこでは転勤族が多い．身近な場所に実家はなく，子育ての手助けがすぐに得られない．一方，中心部より離れた古くからある地区では，その土地に長く居住している高齢者が多い．高齢者が多い地区では，町内会加入率が高く，町内会では子どもにかかわりたいという意欲がある．冬場は寒く家に閉じこもりがちになるが，一部地域を除き，交通の便が良く集まりやすい場所に施設，コミュニティセンターがある．子ども虐待予防に向けて熱心に取り組む大学もある．また，NPO法人がさまざまな子育て支援活動を実施しはじめている．町内会，大学，NPO法人等と協働して子育て支援活動を展開できる．

4. 人びとの健康状態と生活実態のアセスメント

1) 生物身体的領域

- **自然動態の一部**

  A市の自然動態をみると（**8**），出生率は 8.2（人口千対），合計特殊出生率は 1.04 である．これらは，全国，県に比べてやや低い状況であり，年々低下している．また，乳児死亡率 2.8（出生千対），新生児死亡率 1.2（出生千対），周産期死亡率 4.8（出生数に妊娠満 22 週以後の死産数を加えたものの千対）で，近年の数値はこの前後で推移しており，全国，県よりわずかに低いか同程度である．

- **低出生体重児の出生率**

  全国・県と比較すると，A市の率はやや低いが，全国・県・市と同様に年々増加傾向である（**9**）．

- **児の身体発達**

  4カ月児健診の結果（**10**）について経過観察の内訳をみると，児の身体発育，運動発達での問題が

8 自然動態の一部（％）

A市年次推移および県・全国	自然動態の一部						周産期死亡率	合計特殊出生率
	人口千対	出生千対		出産千対				
	出生率	乳児死亡率	新生児死亡率	死産率				
				総数	（自然）	（人工）		
20年前	8.5	2.2	1.4	21.6	13.4	18.2	4.3	1.15
15年前	8.4	2.3	0.9	31.9	12.9	19.0	4.2	1.09
10年前	8.4	2.3	1.3	33.8	14.3	19.5	4.7	1.08
5年前	8.3	2.2	1.1	34.2	13.8	20.4	4.5	1.06
本年	8.2	2.8	1.2	35.4	13.6	21.8	4.8	1.04
県	7.9	3.1	1.6	35.2	12.8	22.4	4.8	1.19
全国	8.5	2.8	1.5	30.0	12.5	17.5	5.0	1.29

（A市母子保健計画．をもとに作成）

9 低出生体重児の推移（人）

	全国	県	A市
20年前	5.7	5.3	5.1
15年前	5.2	5.1	4.9
10年前	6.4	6.1	5.8
5年前	8.7	8.5	7.8
本年	9.1	8.9	8.2

（A市母子保健計画．をもとに作成）

10 4カ月児健康診査の受診状況（人）

	4年前	3年前	2年前	1年前	本年
経過観察の必要な実人員	1,689	1,761	1,774	1,797	1,649
上記の割合（％）	63.5	67.2	53.6	57.2	50.6
運動発達	110	100	99	80	78
精神発達	3	4	15	20	25
音の反応	81	70	68	65	69
身体発育	300	315	279	306	256
頭位の問題	21	22	33	32	26
低体重児	210	225	240	255	258
心疾患	42	41	31	41	30
皮膚疾患	580	630	670	617	555
アトピー性皮膚炎	98	108	73	74	72
股脱・形成不全	37	33	43	32	28
肝・脾疾患	7	4	3	4	3
眼疾患	22	18	23	31	22
耳鼻疾患	25	6	20	13	16
呼吸器疾患	26	20	9	16	7
消化器疾患	21	16	10	23	10
泌尿器疾患	36	30	22	33	35
貧血	3	0	5	2	3
形態異常	22	20	26	32	24
栄養	5	22	25	28	23
その他の疾患	20	28	22	23	23
その他医師の指示による	7	10	9	8	15
育児環境	8	18	24	26	25
その他	5	20	25	36	46

（A市母子保健計画．をもとに作成）

近年，とくに増えているという結果はない．障害児，未熟児，多胎児，先天性疾患，慢性疾患児の数の推移については今後も把握していく必要がある．

● 母の身体面

妊産婦死亡率は 6.0（出産 10 万対）で，全国，県平均と同様に近年は低く推移している．しかし，A 市の場合，死産率が 35.4（出産千対）で全国平均より高く，自然死産率は 13.6（出産千対），人工死産率が 21.8（出産千対）であり，人工死産率がやや高い状況である．現在，A 市において母親の身体面での問題はみられないが，人工死産率が高いことから，その背景の分析と性教育の充実が必要である．

2) 心理的領域

● 児の精神発達

4 カ月児健診の結果，事後の内訳で精神発達の経過観察数が年々増えている（前掲 10）．今後，健診事後の児のなかに発達障害等が潜んでいないか，子どもの発達に経年的な変化が起こっていないか，などを分析していく必要がある．

● 母親の精神面

4 カ月児健診の結果，事後の内訳でその他については程度の差はあるが，すべて母親の精神面の問題である．内容としては，母親の育児疲れ，育児不安の他，何となく問題がありそうだがはっきりと区分できないものが増えている．乳児期の母親を対象としたアンケート調査（11）によると，子育て中のストレスは子育てに自信がもてない，育児情報が多すぎて自分で判断できないと思う母親が半数を超えていた．

A 市では，母子訪問指導員による赤ちゃん訪問を実施している．訪問後，継続支援が必要と判断した事例を地区担当保健師に引き継いでいる．近年，継続支援の必要な事例が急激に増加している．今年度の 75 事例中，母親の育児不安・育児負担等の精神的支援が必要な事例がほとんどであった．児に対する育児方法を確認して安心するケースや，虐待のハイリスクケースも存在している．出産後に起こりうるマタニティブルーズ，産後うつ病などの早期発見・対応が重要である．今年度，継続支援した事例のうち，エジンバラ産後うつ病調査票（EPDS）等を活用した結果，治療機関へ結びついた事例は 8 事例であった．母親の生育歴や DV，アルコール依存，精神障害等の疾患の有無も含めて今

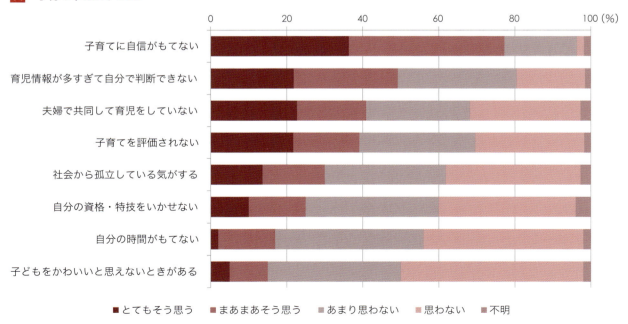

11 子育て中のストレス

（A 市母子保健計画．をもとに作成）

後，さらに分析し継続フォローする事例を見極めることと，母親の育児不安を軽減する対策が必要である．

● 父親の精神面

保健師Bは，乳児期の訪問や健診時に父親が発した「子どもにどうかかわればよいのかわからない」「どう妻と接すればよいかわからない」という言葉が印象に残っていた．健診後のカンファレンス，保健師間の事業評価の話し合いをした際に，父親は，子ども，妻へのかかわり方に戸惑いを感じているのではないかという意見が共通していた．このような言葉の背景の具体的内容は把握できていないが，父親自身の葛藤や困難さを示していると考えた．親としての役割認知，育児に関する知識に課題があるかもしれない．戸惑い・悩みをもつ父親が増加していることを示すデータは現在手元にはないが，今後アンケート調査等を計画・実施すれば，より実態がみえてくると考える．

3) 社会的領域

● 家族の社会交流

乳児健診未受診者の把握時に，数名の母親から「何となく出かけたくない」「他の子どもと比べられるのが嫌」という声があがっていた．健診未受診者のなかには，他の資源もまったく利用せず，子ども以外の人と話したり，接したりすることがほとんどないという母親もいた．母親は日常生活のなかで孤立して育児しており，他人から指摘されることに対して神経質になっている傾向があると考える．

健診や訪問時，両親にサポートの有無を確認しているが，サポートがある人のほとんどは実家の家族や親類によることが多い．核家族が多く，実家が遠方にある場合，身近に育児の協力者はほとんどいない．

市内の子どもが遊べる施設では，休日，多くの家族が遊んでいる．しかし，それぞれの家族だけで遊んでいる姿が多くみられることから，子育て家族どうしの社会交流が少ないのではないかと考えた．

● 児童虐待相談および配偶者からの暴力に関する相談の現状

全国，県と同様に，A市においても児童相談所における相談件数は年々増加している（**12**）．A市の状況としては，①虐待相談の経路別では，家族からの相談が47.5％で最も多く，近隣知人からの相談は少ない．②虐待の種類別ではネグレクトが全体の半数を超えており，次に身体的虐待が多い．とくにネグレクトは全国よりもA市が高い状況である．③年齢別では，小学生が40.1％と最も多く，次いで3歳から学齢前までが22.0％，3歳未満が17.1％となっており，就学前までが全体の約4割を占めている．④主たる虐待者は約8割が実父母で，実母が64.0％である．以上の状況から，虐待における家族関係の実態は深刻な問題であり，近隣住民との関係が希薄になっているなどの背景がある．また，配偶者暴力相談支援センターにおける配偶者からの暴力が関係する相談件数はA市においても年々，増加傾向である．

● 所内で把握している虐待の現状

所内で虐待と判断し，保健師がかかわっている虐待ハイリスクのケースが年々増加している．ケースに共通していることとして，「育児の協力者がほとんどいない」「地域や近隣から孤立している」「生活基盤が不安定である」があげられた．また，ネットワーク会議で事例検討を行った結果，支援が必

12 児童相談所における児童虐待相談件数の推移

年	相談件数		
	全国	県	A市
4年前	24,792	495	130
3年前	24,254	511	156
2年前	27,600	590	195
1年前	34,652	624	251
本年	34,397	662	299

（A市母子保健計画．をもとに作成）

要なケースにおいて，育児の協力者がほとんどなく，地域や近隣から孤立していることが共通していた．生活基盤の不安定なケースでは，父親が失業中である場合，母子世帯で生活保護を受給している場合などがあり，経済的な問題についても把握し，対策を考える必要がある．

4) 行動的領域

● 母親の保健行動

乳児健診の受診率は年々上昇傾向にあり，子どもの年齢が上がるほど受診率は良く，100％に近い．一方，両親教室，離乳食教室等の教室参加状況は，周知するとすぐ定員が満員となるという状況である．教室へ参加している人は，他に子育てサークル等へも参加し，積極的に友人と交流している．サークル等は新しい人が来ても受け入れやすい雰囲気である．このような積極的な母親の存在，社会資源は強みになる．

● 両親の育児行動

乳児期の両親を対象としたアンケート調査（13）の結果，子育て中の困ったことは，「子どもの泣き」が半数を超えていた．乳児健康相談のなかで，保健師Ｂは，両親から「子どもが泣きやまない」「どのようにすればいいのですか」という相談を受けることが増えてきていると感じていた．社会経済的な困難をかかえていないか，ゆとりのある育児行動ができているのか，親の育児行動に課題がないか，などの経過観察が必要であると考えた．

子育てに関する情報の入手先は（14），インターネットが半数を超え，子育てに関する情報を素早く入手している．続く近隣の人，友人も半数を超えている．健診時に，父親から「とにかく何をしても泣く」「夜泣きで寝ないのが一番つらい」「休日，子どもとどう遊べばいいのかわからない」という言葉も聞かれた．育児行動に課題を感じている父親もいる．

両親教室等の教室活動への父親の参加数は年々増えており，父親は家事・育児に参加しようという意識がある．何か集まる場があれば，積極的に参加する父親もいるのではないかと考える．育児協力の意識があり，情報収集能力もあることから，行動は起こせると考える．

5) スピリチュアル領域

※「スピリチュアル領域」については，情報収集・アセスメントを行わなかった．

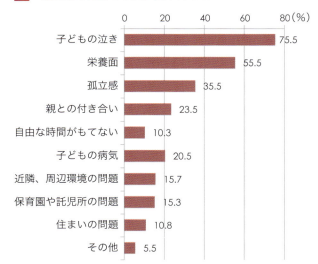

13 乳児期の育児の不安，困ったこと

- 子どもの泣き 75.5
- 栄養面 55.5
- 孤立感 35.5
- 親との付き合い 23.5
- 自由な時間がもてない 10.3
- 子どもの病気 20.5
- 近隣，周辺環境の問題 15.7
- 保育園や託児所の問題 15.3
- 住まいの問題 10.8
- その他 5.5

（A市子ども・子育てプラン資料．をもとに作成）

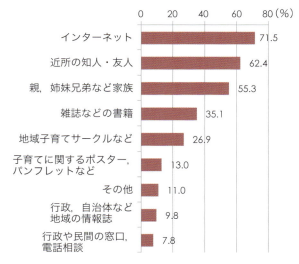

14 子育て情報の入手先

- インターネット 71.5
- 近所の知人・友人 62.4
- 親，姉妹兄弟など家族 55.3
- 雑誌などの書籍 35.1
- 地域子育てサークルなど 26.9
- 子育てに関するポスター，パンフレットなど 13.0
- その他 11.0
- 行政，自治体など地域の情報誌 9.8
- 行政や民間の窓口，電話相談 7.8

（A市子ども・子育てプラン資料．をもとに作成）

5. 健康課題の特定と分析 (p 100 の図を参照)

「乳児期の育児に関する精神面の問題をもつ母親が増加している」
「乳児期の育児に関する戸惑い，悩みをもつ父親が増加している」
を健康課題とした．健康課題は【心理的領域】となる．その関連要因としては，心理的領域，社会的領域，行動的領域の要因があり，両親の心理面に関連していることが整理できた．

　赤ちゃん訪問事後，乳児健診事後の児の経過観察数が徐々に増えている．また，母親の精神面の問題，育児疲れ，育児不安等があり，継続支援数が増加している．継続支援した事例のうち，治療機関へ結びついた事例も存在する．健診時に父親が育児に関する戸惑い，悩みを表出している．これらのデータは，家族メンバーそれぞれの心理面において，互いに影響し合っていると考える．乳児をもつ親は育児生活に関して自信がもてない，不安がある，悩みをもつことが増えていることが考えられる．親としての役割，育児に関する知識に課題があるかもしれない．戸惑い・悩みをもつ親が増加していることを示す具体的なデータは，現在，手元にはないが，今後，アンケート調査等を計画・実施すれば，より実態がみえてくると考える．

6. 健康課題への対策 (p 101 の図を参照)

　健康課題を解決するために，既存の親子保健事業の内容を検討した．図内の色文字は次年度に追加，もしくは強化する項目である．新規事業として，「両親のためのはじめて子育てサロン」事業を企画した．企画にあたっては，健康課題の関連要因に対する予防対策を意識した．保健師 B は，この事業のなかで，親のニーズを把握していきたいと考えており，調査方法を大学教員，NPO 法人のスタッフとともに検討している．

　事業を行う場として，交通の利便が高い地区のコミュニティセンターなら参加者が集まりやすいと考えた．また，子育て支援活動を実施している NPO 法人のリーダーに健康課題とその分析結果を説明する機会をつくり，地域の実態を共有した．

II 実践編 地域看護アセスメントと評価の実際

健康課題の原因・背景要因：→　対処力・資源：→　健康課題への影響：‥‥▶
赤文字：対処力になりうる人びととコミュニティのもつ強み

健康課題の影響の予測

[人びとの集団]

生物身体的領域
- 母子に身体面の問題はみられていない
- 経過観察が必要である（低出生体重児の推移，児の健康，障がいの有無）（人工死産率，母の出産時年齢，父の年齢）

心理的領域
- ＊親イメージおよび家族観
- ＊親役割認知の課題
- ＊両親の育児生活への戸惑い，悩みが増加している
- 健診事後の児の精神発達の問題が生じている
- 乳児をもつ母親の育児不安等が増加している（乳児健診事後の経過観察数の増加）（赤ちゃん訪問事後の継続支援数の増加）

社会的領域
- 育児の協力者がほとんどいなく，地域や近隣から孤立している者もいる
- シングル家庭が増加している
- 経済状態に問題のある家庭がある
- 児童相談所の虐待の相談件数
- 配偶者暴力の相談件数

行動的領域
- ＊育児行動への自信
- 父親の育児協力があり，意欲的である
- 母親の育児情報へのアクセスは素早い
- 乳児健診の受診率は高い
- 教室等への参加状況は良い

＊質的データ

[健康課題]

乳児期の育児に関する精神面の問題をもつ母親が増加している
乳児期の育児に関する戸惑い，悩みをもつ父親が増加している

（指標）
- 身体面
  - 人工死産率　・低出生体重児の推移
- 心理面
  - 赤ちゃん訪問後の継続支援数 75 例，その後医療機関に結びついた事例数 8 例
  - 4 カ月健診後の経過観察数「その他」46 例（→減少するかどうか）
  - 乳児期の母親に対するアンケート，子育て中のストレス 50% 以上（→減少するかどうか）
  - 乳児健診時の父親が示す不安の内容（→変化するかどうか）
- 社会面
  - 乳児健診未受診の理由
  - 虐待相談件数，相談内容（→変化をみていく）
  - 保健師が継続支援するハイリスクケースの数と要因（→減少するかどうか。要因は分析する）
- 行動面
  - 乳児期の両親の育児行動，困りごと 50% 以上（→減少するかどうか）
- その他
  - 乳児健診への父親参加数と割合
  - 親としての自信の有無の割合
  - 新規事業への参加数

[人びとへの影響]
〈介入 / 放置〉

〈母親の育児不安，育児負担の軽減，子どもの順調な成長発達の促進，家族関係の改善，健全な家族の増加
/
母親の育児不安，育児負担の増加，子どもの精神発達の問題の増加，家族関係の問題の増加〉

A 市

[環境要因]

（物理的環境・経済）
- 公務員住宅，社宅では転勤族が多い
- 小規模な事業所が多い
- 豊かな自然に恵まれている
- 一部の地域を除けば，交通の便は良い

（コミュニケーション・情報）
- 高齢者が多い地区では町内会加入率が高く，近隣住民と交流がある
- 子どもとかかわりたいという意欲がある

（教育・レクリエーション）
- 母と児を対象とするサロン，育児サークルは多数存在する
- 児童館，公園など，子どもが遊べる施設は充実していて，希望すれば利用できる
- 市内の大学・学校などで子ども虐待予防の活動を実施している

[保健医療と社会福祉要因]

- 虐待予防・防止ネットワーク事業がある
- 関係者によるネットワークは形成されている
- 母子保健福祉各種事業がある
- 産科・小児科医療は確保されている
- 乳幼児医療費の助成がある
- 児童手当の支給がある
- NPO 法人ワーカーズがさまざまな子育て支援活動を実施している

[環境要因への影響]
〈介入 / 未介入〉

〈虐待事例数の低下，子育てしやすい地域の環境の整備，地域全体の健康水準の向上
/
虐待発生数の増加，犯罪件数の増加，子育てしやすい地域環境の未整備，地域全体の健康水準低下〉

[保健医療と社会福祉要因への影響]
〈介入 / 未介入〉

〈虐待予防の推進，ネットワークシステムの促進・強化
/
虐待の早期対応の遅れ，ネットワークシステムの機能不足〉

[上位システム]

- 子ども虐待が社会的に問題となっている
- 予防対策の重要性が認識され，親子保健活動への期待は高まっている
- 虐待予防に関する対策強化が推進されている

[対外システム]

- 近隣地域において子ども虐待予防対策に重点を置いた活動が始まっている
- 近隣地域の町村で日本版ネウボラが始まっている

3 事業化の実践例 親子保健活動——子どもの虐待予防

〈実態把握対策〉※実在型の健康課題であるため，実態把握対策は立案しない．
目標：**育児に関する親の精神面の問題の要因の実態を把握する**
- 母子健康手帳交付時面接の強化，分析（妊娠届出週数，妊娠年齢等リスク要因の把握と分析）
- 虐待予防・防止ネットワークの関係者が虐待ケースを通してみる，地域のなかのリスク要因分析
- 4カ月健診時，母親・父親へのアンケート調査（悩みの内容，程度）

原因・背景要因 → [健康課題] 乳児期の育児に関する精神面の問題をもつ母親の増加 / 乳児期の育児に関する戸惑い，悩みをもつ父親の増加 → 影響 予測される結果

対処力・強み・資源

〈原因対策，背景要因対策〉
親の育児不安，育児負担の軽減を図る
- 家族関係の改善
- 母子の孤立の改善
- 育児行動の問題改善
- 親の悩み，不安の改善

〈問題状況緩和対策〉
育児に関する悩みをもつ親の早期発見，適切な支援提供
- 虐待相談内容の検討，調整
- スクーリング内容の検討，調整
- 親への支援内容の検討，調整
- 関係機関との連携強化

〈対処力増強対策の小目標〉
地域の育児力を高める
- 地域ごとの育児ネットワークの充足
- 虐待予防・防止ネットワークの連携強化
- 虐待早期把握システムの整備
- 育児資源に関するPRの強化

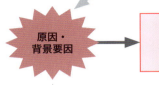

人びとへの支援

個人・家族へのおもな支援
- 妊婦訪問による個別支援を行う
- 新生児訪問，乳児健診，両親学級，子育て教室などを通して，母親への相談体制を強化する
- 多胎児交流会を設ける
- こんにちは赤ちゃん訪問事後の連携を強化する
- 「両親のためのはじめて子育てサロン」を開設する
- 低出生体重児訪問による支援を行い，分析する
- 乳児健診未受診児対策を行う
- 健診事後の経過観察を分析する
- 乳児電話相談，子育て相談を行う
- 訪問事後の継続訪問を強化する
- 両親教室，子育て教室などを通して，育児行動の健康教育を強化する
- 赤ちゃん訪問，乳児健診，乳児健康相談等において，虐待や虐待リスクのある児の早期発見，早期対応に努める
- 所内で虐待ケース，虐待ハイリスクケースの事例検討会を開く
- 関係機関と連携し，虐待児への適切な支援を提供できるよう調整する

地域社会

コミュニティ支援

地域社会へのおもな支援
- 地区ごとに育児ボランティア，サポート提供者，児童委員等との話し合いの機会をつくる
- 虐待予防・防止ネットワークの連携を強化する
- ネットワーク会議，関係者の研修会，関係者による事例検討会を開く
- プロジェクトチームにて育児支援対策を検討し，関係者間で共有する
- 育児支援対策に関するワーキンググループをつくる
- 市内の医療機関（小児科）と連携し，虐待を早期に把握するためのシステムを整備する
- 子育てサークル等の育児支援に関する資源，育児に関する相談窓口のPRを強化する
- 育児サークル等を支援する
- 学校と連携し，思春期教育の検討，支援を行う
- NPOと連携し，サロンの検討，地域健康課題の分析を行う

対外システム 近隣市町

広域対策

対外システムとの協働
- 近隣市町村と虐待予防ネットワークシステム状況について情報共有する
- 近隣市町村と虐待予防ネットワークシステムのモデル事業を検討する

県への要望
- 虐待予防に関する支援体制を強化し，専門性を向上する

上位システム 国・県

7. 事業計画の立案

事業計画

市（区）町村名	A市
健康課題	「乳児期の育児に関する精神面の問題をもつ母親が増加している」 「乳児期の育児に関する戸惑い，悩みをもつ父親が増加している」 ・赤ちゃん訪問事後，経過観察数の増加（母親の精神面の問題，育児疲れ，育児不安の数） ・赤ちゃん訪問事後の継続支援事例のうち，治療機関へ結びついた事例あり ・乳児健診事後の児の経過観察数の増加，母親の継続支援数の増加 ・乳児健診時に父親が育児に関する戸惑い，悩みの表出あり 　→　乳児をもつ両親は育児に関して自信がもてない，不安がある，悩みをもつことが徐々に増えてきている． ・戸惑い・悩みをもつ父親が増加していることを示す具体的なデータは現在ないが，今後，実態を把握し検討する．
事業名	「両親のためのはじめて子育てサロン」事業
目的	乳児期に子どもを育てる親が，安心して育児ができる
目標	1）乳児をもつ両親に子育てサロンの利用を結びつけることができる 2）両親がサロンに参加でき，支援内容を理解することができる 3）4カ月健診事後，アンケート調査を実施し，A市の乳児期の育児に関する両親の精神面の実態を把握し，関係者で共有することができる 4）関係者で課題を検討し，子育てサロンの支援内容へ結びつけることができる 5）保健医療福祉の関係者が乳児期に関する両親の精神面の知識を深め，地域の課題を検討し改善に向けて，子育てサロンを利用した両親への効果を評価できる
対象	乳児を育てる両親
法的根拠 施策との関連性・ 位置づけ	母子保健法，児童福祉法 施策名「子どもが健やかに育つまちづくり」・赤ちゃん訪問事業，乳児健診，育児教室の一部
実施計画	〈検討会の設置〉…目標4）5）に該当する計画 ・関係者による乳児期の育児に関する課題検討会を設置する ・子育てサロンを評価するためのアンケート項目を検討する，地域の課題を検討する 〈アンケート調査の実施〉…目標3）4）に該当する計画 ・4カ月健診時に，両親を対象としたアンケート調査を実施する ・アンケートの分析結果にもとづき，サロンでの支援内容を検討する 〈サロンの開設〉…目標1）2）に該当する計画 ・両親が安心して楽しく参加できるサロンを開設する ・離乳食等の教室や乳児健診で説明し，両親の出席を促す ・サロンでの支援内容は，乳児期の育児知識，コミュニケーション能力，家族関係，サポートの活用などの知識の普及だけではなく，家族間の交流や体験も組み込み，親自身が自信をもち，今後も育児できるような支援内容を検討し，実施する
予算	・児童虐待予防・防止ネットワーク事業の予算より233千円 ・親子保健事業の育児教室事業の予算より145千円
推進体制／ 主催・共催・後援	主催：A市保健福祉部健康課 共催：NPO法人子育て支援B，C大学教員

推進計画／ガントチャート	月	4	5	6	7	8	9	10	11	12	1	2	3
	検討会の設置	→→→→→→→											
	アンケート調査の実施				→→→→→→→								
	サロンの開設							→→→→→→→→					

8. 事業評価計画の作成

保健師Bがかかえた問題意識をきっかけに，アセスメントから対策まで整理し，新規事業の企画，評価までを考えた．今回の子育てサロンは今年度の事業計画であるため，その評価計画を立てる．

事業評価計画（1年間）

	評価指標	評価方法・時期
アウトプット評価	・サロンの実施回数，参加人数	・サロン終了後／年度末に集計，事業計画評価
アウトカム評価	・参加した両親の支援内容の理解度 ・参加した両親の育児に関する不安，行動の困りごと	・サロン終了後／年度末，参加者へのアンケート ・サロン終了後／年度末，参加者へのアンケート
プロセス評価	・（サロン開始後）乳児をもつ親の育児不安，育児行動 ・（サロン開始後）乳児の精神発達 ・（サロン開始後）乳児健診・他の事業への受診，参加率 ・（サロン開始後）乳児をもつ親の生活満足度，生活の変化	・精神面の援助を必要とする親の数と理由の把握 ・精神発達に問題のある乳児の数，内容の把握（健診時） ・乳児健診，教室などの受診行動，参加数の把握 ・サロン参加後の生活時間，生活習慣をはじめ，育児に関するアンケート
システム評価	・サロンの実施回数，日時，場所，構成，人数の妥当性 ・関係者検討会の回数，日時，地域課題の抽出方法	・参加者アンケートの結果，関係者による振り返り ・検討会の会議録，課題提示の結果による振り返り

4 施策化の実践例　成人保健活動 —— メタボリックシンドローム/糖尿病対策

「実在型健康課題」の施策化の一例として，中規模の地域におけるメタボリックシンドローム対策，とくに糖尿病重症化予防に関するアセスメントから，健康課題の抽出，計画および評価計画までの一連の過程を取りあげる．

1. 地域概要の把握

F市は，県の中央部南西部に位置し，面積約200 km^2，東西23 km，南北54 kmの第二次医療圏の都市である．F市の総人口は約9万5千人で，1995年までは増加していたが，以降は減少している．年齢構成をみると，70～79歳層が最も人口が多く，今後も総人口の減少や少子高齢化が進むと予測される．F平野とF川の自然に恵まれているため，農業に適した土地で，県有数の稲作地帯である．

1918（大正7）年に町制施行され，1963（昭和38）年には隣接4町村が合併しF市となった．さらに，2006年に2つの町村を合併し，現在に至っている．市街地はF駅を中心に形成されているが，国道沿線に商業施設が次々と進出し，中心部の空洞化が進んでいる．

地形的には平坦であることから，戸外でのジョギングやウォーキングなどを行いやすいと考えられるが，交通量や道路や歩道の整備状況もあわせてみていく必要がある．降水量1,293.5 mm，平均気温8.4℃，最高気温32.9℃，最低気温－14.1℃である．内陸に位置しているため，年間を通して寒暖の差が激しく季節の影響を受けやすいため，冬季には戸外での運動が制限されてしまう可能性がある．

市の北部から南にF川が貫流し，平地には市街地と水田，畑が形成されている．2本の国道と高速道路および鉄道を軸に，県の中心都市であるG市のベッドタウンの役割を担っている．

産業の中心は第三次産業で，なかでも飲食料品小売業が最も多い．地場産業は農業で，稲作，小麦，

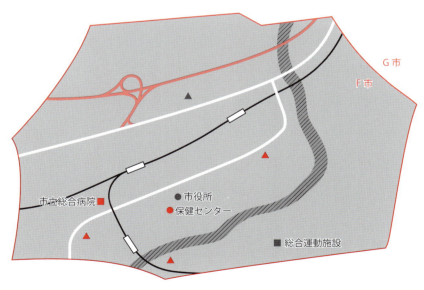

玉ねぎが基幹作物である．F川とF平野に広がる肥沃な土壌と恵まれた気象条件のもと，県内有数の稲作地帯で，県内外における良質良食味米の主産地として高い評価を受けている．

市内には，病院，診療所，歯科診療所が多数あり，F駅周辺に多いが，各地区にもあり充実している．また，F駅から徒歩約5分のところに，F市立総合病院，市の保健事業実施の拠点である保健センターがある．

2) 地域に暮らす人びと

(1) 人口学的構成の視点から

● 人口構成

F市の人口の推移は県と同様に1985年以降，横ばいか，やや増加傾向であり，2000年をピークに，その後は減少している（**1**）．日本全体の人口が2005年をピークに減少していることから，県，F市ともに人口が減少していくものと予測される．

F市の出生率に大きな変化はみられないが（**2**），県と比較するとやや減少しており，出生数は今後も減少していくものと予測される．死亡率にも大きな変化はみられないが，県と比較すると，F市のほうがやや高い．2015年度の転入は802人，転出は1,028人と，社会増減は226人減となっており，また，自然増減もマイナスであることから，人口減少が加速することが予測される．年齢3区分別人口割合をみると（**3**），老年人口の割合が県と比較してやや高く，F市は少子高齢化が加速していくものと考えられる．人口ピラミッドは団塊の世代の人口が多くなっており（**4**），つぼ型を示していることから，今後，さらに高齢化が進むことが予測される．

F市の人口密度は507人/km^{2}であり，県と比較して高い．また，宅地の割合も県と比較して高いので，人口密度の少ない地域よりは効率良く保健活動を行えると考えられる．

● 健康と人びと

F市の死因は，悪性新生物，心疾患，肺炎，脳血管疾患の順であり，悪性新生物，心疾患，脳血管

1 総人口の推移（人）

	県	F市
1990年	5,643,647	101,917
1995年	5,692,321	102,125
2000年	5,882,950	102,229
2005年	5,627,422	100,202
2010年	5,381,73	98,364
2015年	5,506,419	95,135

（国勢調査．をもとに作成）

2 出生率および死亡率の推移（％）

	出生率（人口千対）		死亡率（人口千対）	
	県	F市	県	F市
2013年	8.2	7.7	9.6	9.8
2014年	8.1	7.0	9.7	10.1
2015年	8.1	6.9	10.0	10.3
2016年	7.9	6.9	9.8	10.2
2017年	8.0	6.8	10.1	10.4

（県の保健統計年報．をもとに作成）

3 年齢3区分別人口割合（％）

	年少人口	生産年齢人口	老年人口
県	12.8	57.1	30.1
F市	11.2	56.5	32.3

（県の保健統計年報．をもとに作成）

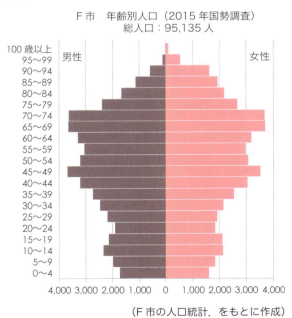

4 F市の年齢別人口（人）

（F市の人口統計．をもとに作成）

5 死因別死亡数・死亡率（人口10万対）

			死亡総数		悪性新生物		糖尿病		高血圧性疾患		心疾患	
			実数	率	実数	率	実数	率	実数	率	実数	率
F市	2015年	総数	1,083	1219.8	301	339.0	8	9.0	10	11.3	194	218.5
F市	2016年	総数	1,107	1265.9	325	371.6	12	13.7	8	9.1	189	216.1
全国	2017年	総数	1,273,004	1014.9	368,103	293.5	13,669	10.9	6,932	5.5	196,925	157.0
県	2017年	総数	60,104	1103.7	18,759	345.0	669	12.3	265	4.9	9,429	173.4
F市	2017年	総数	1,201	1365.7	351	394.6	12	12.7	14	16.2	208	239.9

			脳血管疾患		肺炎		肝疾患		腎不全		老衰	
			実数	率	実数	率	実数	率	実数	率	実数	率
F市	2015年	総数	98	110.4	100	112.6	10	11.3	34	38.3	58	65.3
F市	2016年	総数	93	106.3	89	101.8	5	5.7	30	34.3	65	74.3
全国	2017年	総数	114,207	91.1	119,650	95.4	15,692	12.5	24,776	19.8	75,389	60.1
県	2017年	総数	4,909	90.3	5,752	105.8	672	12.4	1,543	28.4	2,610	48.0
F市	2017年	総数	86	98.5	89	103.1	9	11.1	38	44.0	86	98.5

			不慮の事故		自殺		交通事故（再掲）	
			実数	率	実数	率	実数	率
F市	2015年	総数	25	28.2	24	27.0	5	5.6
F市	2016年	総数	21	24.0	14	16.0	4	4.6
全国	2017年	総数	39,029	31.1	24,417	19.5	5,717	4.6
県	2017年	総数	1,499	27.6	1,080	19.9	226	4.2
F市	2017年	総数	27	31.3	16	18.5	5	5.8

（県の保健統計年報．をもとに作成）

6 平均余命の推移（歳）

	1990年		1995年		2000年		2005年		2010年		2015年	
	男	女	男	女	男	女	男	女	男	女	男	女
全国	74.9	80.5	75.9	81.9	76.4	82.9	77.7	84.6	79.6	86.3	80.8	87.1
F市	74.5	80.0	75.8	81.6	77.8	84.2	78.2	84.5	79.8	86.0	80.6	86.5

※F市の健康寿命（2015年）　男：78.6歳，女：83.1歳

（県の保健統計年報．をもとに作成）

疾患の3疾患で全死亡の53.7％を占めている（5）．全国・県と比較して，悪性新生物，高血圧性疾患，心疾患，腎不全，老衰の死亡率が高い．動脈硬化等を引き起こすような生活習慣が健康課題として存在する可能性がある．しかし，年齢構成が，全国・県と異なるため，年齢調整死亡率・標準化死亡比もあわせて判断する必要がある．

平均余命は，1990年から比較すると，男性で約5年，女性で約6年長くなっており，平均余命の延伸は全国と同じ傾向にあるといえる（6）．平均年齢と健康寿命との差は，男性で2.0歳，女性で3.4歳である．この平均寿命と健康寿命の差を縮小することが必要であり，要介護等の原因について明らかにし，対応していくことが必要である．

● 家族と人びと

F市の2015年の一般世帯総数は34,989世帯，その内訳は単身世帯が22.7％，2人以上の世帯が77.3％，また，高齢単身世帯と高齢夫婦世帯を合わせた割合は20.5％となっている．一世帯あたりの人員は2.4人と，県の2.1人と比較すると多い．一世帯あたりの人員から，核家族が多いと考えられる．また，総人口が減少していることや，高齢者人口の増加により，核家族・単独世帯は増加すると予想され，世帯人数は今後も減少していくと考えられる．

● 労働と人びと

F市の15歳以上65歳未満の就業者数は，第三次産業が最も多く，次いで第二次産業である．県に比較して，F市の第一次産業の割合は低いが，地場産業は農業であり，稲作，小麦，玉ねぎが基幹作物であり，農作業に伴う健康障害にも目を向けていく必要がある．

保護率は22.8‰で，県（24.3‰）より低いが，経済的困窮者の健康状態を把握する必要がある．

(2) 意識体系的な視点から

● 価値規範

県中央部南西部にあり，産業，経済，物流の拠点となり，また，県の中心都市であるG市のベッ

ドタウンとして発展してきた．このため，人・物・情報の交流が盛んであったと考えられ，新しいことに取り組むことに比較的抵抗はなく，保守的ではないと考えられる．森林などの緑と人との共存を大切にしており，自然をいかした施設づくりをしている．

（3）行動体系的な視点から

● 人びとの関係

『まちづくり調査』の結果，近所の人とどの程度の付き合いをしているかについては，「親しく付き合っている」と回答した者の割合は 26.9％で，「顔を合わせれば，挨拶をする程度」と回答した者（69.8％）を大きく下回ったが，多くの住民が近隣との何らかの付き合いがあるといえる．また，「親しく付き合っている」人の割合は，性別では女性，年代別では高齢になるほど多かった．

● 日常生活行動

F市は 10 中学校区の一次生活圏域からなっており，さらに，4 つの地域包括支援センター管轄地域の二次生活圏域に分かれている．県内有数の稲作の地であるが，特有の食文化などはない．

高層マンションはF駅周辺にあるのみで，戸建てが多く持ち家率も高い．住宅街にある一戸建ては比較的敷地面積も広く，どの家にもたくさんの花が植えられている．

● 生活と再生産

F市民大学，ことぶき学園で，文化・教育・福祉など，さまざまな分野の生涯学習を促すとともに，人材活用事業で生涯学習と地域活性化を同時に行う取り組みがなされている．

3) 地域内外の制度と施設

● 主要機関の分布

市内には，病院，診療所，歯科診療所が多数あり，F駅周辺に多いが，各地区にもあり充実している．また，F駅から徒歩約 5 分のところにF市立総合病院，市の保健事業実施の拠点である保健センターがある．

● 政治・行政・自治

円滑に行政機関が運営されるよう分野別に組織が形成され，その組織にもとづいて市政が運営されている．「F市総合計画（2018〜2027 年）」において，「住民主体」「福祉医療の充実」「教育と文化」「産業と経済の活性化」の 4 つの柱を打ち出し，これらの課題に取り組んでいる．理想の都市像を掲げ，F市の環境や安全を保持していくための計画を立案し，まちづくりを推進，住民参加も積極的に促している．しかし，財政力指数は 0.389 と県平均よりも低く，また，市債残高が約 420 億円で，財政運用対策が必要といえる．市としての経済状況の悪化は，医療・福祉分野の政策の不十分さにつながるため，商業の活性化を促すことも重要になると考えられる．

● 産業・経済

第一次約 2,100 人（5.3％），第二次約 8,700 人（21.9％），第三次約 29,000 人（72.9％）と，産業の中心は第三次産業で，なかでも飲食料品小売業が最も多い．商業販売額は，卸売・小売業が約 3,354 億円，農業産出額が約 74 億円，製造品出荷額が約 502 億円である．地場産業は農業であり，稲作，小麦，玉ねぎが基幹作物である．

大規模・中規模商業施設が数多くあり，周辺市町村からの利用もあるが，G市まで約 40 分で移動できるため購買圏も拡大している．F市内で栄養成分表示をしている店舗は 142 件で，そのうち，88 件がコンビニエンスストア，12 件が惣菜店であり，購買の際の参考にすることができるのではないかと考えられる．外食店にももっと増えることが望まれる．禁煙施設は飲食店 36 件で，ショッピングセンターなどの人が多く集まる施設でも，禁煙・完全分煙が進むことが望まれる．

● 交通・情報通信・コミュニケーション

交通の便は，2 本の国道と高速道路，H本線とI本線のJRがあり，第三次医療圏のG市に約 40 分で移動できる．市内には県道，市道が整備されている．中央バス路線が 17 路線あり，約 15〜20 分ごとに運行し充実しているが，学生や高齢者および路線以外の地域では，自家用車での移動が主に

なっており，身体活動量の不足につながる可能性がある．

また，機能的組織としてはボランティアセンターがあり，活動の拠点となっている．

高度 IT 時代に即した地域社会形成を目的とした施設として，F 市自治体ネットワークセンターがある．IT 利用により，地域住民を対象とする各種研修会を積極的に開催するなど，地域拠点施設としてのさまざまな先進機能を備えており，保健活動にも活用できる．

市内には 297 の町内会があり，スポーツ，レクリエーション活動，防火・防犯活動，交通安全，高齢者との交流会など，住民同士の親睦を深めるさまざまなコミュニティ活動が行われている．

● 治安・安全

自主防災組織の育成など，地域防災対策の推進，消防・救急体制の強化，防犯活動の推進，交通安全施設の整備を進めている．救急車の年間出動件数 2,696 件であり，1 日あたり 7.7 件となっている．

● 教育・文化・レクリエーション

学校と地域が一緒になってコミュニティスクールを行っており，生涯学習の機会が確保されている．活動内容としては，茶道，和紙ちぎり絵，刺繍，パッチワーク，木版画，川柳，コーラス，カラオケ，ヨガ，社交ダンス，英会話，手話，囲碁，卓球など（週 1 回程度，午前・午後・夜間）が行われている．しかし，高齢者の利用が多く，若者が参加しにくい可能性がある．

● 保健・医療・福祉

市内には，病院（7 カ所），診療所一般（51 カ所），歯科診療所（47 カ所）があり，充実しているといえる．また，F 市立総合病院（内科，精神科，神経科，小児科，外科，整形外科，形成外科，脳神経外科，皮膚科，泌尿器科，産婦人科，眼科，耳鼻咽喉科，放射線科，麻酔科）があり，二次医療圏としての役割を果たしていると考える．医療機関の数も多くあり，健康診断や治療が受けやすい環境といえる．保健福祉医療の従業者数は，医師 154 人，歯科医師 62 人，薬剤師 126 人，看護師 575 人，准看護師 436 人，保健師 24 人，助産師 19 人，栄養士 25 人，歯科衛生士 42 人，理学療法士 14 人，作業療法士 3 人と満たされているが，保健医療福祉のさまざまな職種が，どのように情報交換および連携しているのかをみていく必要がある．また，F 市立総合病院には，脳卒中専門医，循環器専門医，糖尿病専門医などの専門医がおり，15 年前から脳卒中患者に関しては退院連絡システムがあり，連携がとれている．

F 市の全体像

F 市の位置は，県の中央部南西部に位置し，面積約 200 km^2，東西 23 km，南北 54 km の第二次医療圏の都市である．

F 市の人口は減少傾向にあり，自然増減・社会増減ともにマイナスで，老年人口の割合が高く，F 市は少子高齢化が加速していくと考えられる．

F 市の死因は，悪性新生物，心疾患，脳血管疾患の 3 疾患で全死亡の 53.7% を占めている．全国・県と比較して，悪性新生物，高血圧性疾患，心疾患，腎不全，老衰の死亡率が高い．動脈硬化等を引き起こすような生活習慣が健康課題として存在する可能性がある．

F 市の一世帯あたりの人員は 2.4 人と，県の 2.1 人と比較して多く，一世帯あたりの人員から核家族が多いと考えられる．また，総人口の減少や，高齢者人口の増加により，核家族・単独世帯は増加すると予想さる．

F 市の 15 歳以上 65 歳未満の就業者数は，第三次産業が最も多く，次いで第二次産業である．県と比べて F 市の第一次産業の割合は低いが，地場産業は農業である．

住民は，新しいことに取り組むのに比較的抵抗はなく，保守的ではないと考えられ，地域への愛着をもっているといえる．また，77.3% の人は自分を健康だと考えているが，自分の健康にとって，日々の生活習慣が最も大きなリスクになると認識している．多くの住民が何らかの近隣との付き合

いがあるといえる．住民同士の親睦を深めるさまざまなコミュニティ活動が行われている．

行政では「住民主体」「福祉医療の充実」「教育と文化」「産業と経済の活性化」の4つの柱を打ち出し，これらの課題に取り組んでいる．教育・文化・レクリエーション施設も充実しており，夜間利用が可能な施設もある．市では，文化・教育・福祉などさまざまな分野の生涯学習を促し，人材活用事業で生涯学習と地域活性化を同時に行っていく取り組みがされている．

市内には，病院，診療所，歯科診療所が多数あり，F駅周辺に多いが，各地区にもあり，充実している．また，F駅から徒歩約5分のところにF市立総合病院，市の保健事業実施の拠点である保健センターがある．医療機関の数も多くあり，健康診断や治療が受けやすい環境といえる．F市では，成人を対象としたさまざまな保健事業が行われていて，住民の選択に幅があり，住民が自分の健康状態を知り，健康に関する知識を得ることができる．しかし，就業している40, 50歳代の人びとのニーズに合ったものかを把握していく必要がある．

2. 保健師の問題意識

F市の死因別死亡率は，1位が悪性新生物，2位が心疾患，3位が肺炎である．特定健康診査の結果より，男女とも脂質異常症，高血圧，耐糖能異常が有所見としてみられ，県と比べて，メタボリックシンドローム該当者が多く，高血圧，耐糖能異常の有所見率が高い．特定健康診査の受診率および特定保健指導実施率は横ばいで，受診率および保健指導利用率の向上に力を入れていく必要がある．そして，脂質異常症，高血圧，耐糖能異常があっても保健指導や受診につながっていない人もいるため，その方策についても見直していく必要がある．また，非肥満高血糖者も多く，メタボリックシンドローム予備群の住民がいる．脂質異常症，高血圧，耐糖能異常，肥満などのリスク要因が重複することで動脈硬化を悪化させ，脳血管疾患，虚血性心疾患につながっている可能性がある．そして，レセプトの情報によると，毎年新規の人工透析患者がいて，その原因として糖尿病性腎症があげられ，糖尿病の重症化予防に力を入れる必要がある．

生活習慣の調査から，生活習慣改善の意欲はあるものの，健診結果が示す身体の状態を理解できず，その基盤となる食事や運動などの生活習慣を改善できていないことが課題である．
(そこで，メタボリックシンドローム対策における，とくに糖尿病重症化予防に焦点を当て，今回はF市国保特定健康診査の対象である40〜64歳の住民を対象に地域看護アセスメントを行い，あらためて現状把握するとともに，発症予防から重症化予防の対策を立案しようと思った)

3. 対象の背景にある地域特性の把握

対象となる集団
メタボリックシンドローム対策における，とくに糖尿病重症化予防に焦点を当てて，F市国保特定健康診査の対象である40〜64歳の住民を対象とした．

1) 40〜64歳の住民を取り巻く地域の歴史，自然・地理的環境

「1. 地域の概要」（p 104）を参照

2) 地域に暮らす 40〜64 歳の人びと

(1) 人口学的構成の視点から

● 家族と人びと

　成人期の人びとの健康を考えるときには，世帯構成や有配偶率をみていくとともに，家族機能の実態や社会資源利用のニーズを情報収集する必要がある．

● 労働と人びと

　昼間の流入人口は 8,152 人，流出人口は 11,194 人で，市外への通勤・通学者が多く，職環境と住環境が異なる人びとのライフスタイルへの影響をみていく必要がある．また，産業保健領域のデータもあわせて地域全体の健康課題として取り組んでいく必要がある．

(2) 意識体系的な視点から

● 価値規範

　4,000 人の 40〜64 歳の市民を対象にした『まちづくり調査』の結果，いま住んでいる地域が「好き」と回答した者の割合は 91.2％，その理由として「愛着がある」と回答した者の割合が 64.3％で続き，以下，「通学，通勤，買い物など生活が便利である」(27.4％) と「自然環境に恵まれている」(23.2％) であり，地域への愛着をもっているといえる．

● 健康意識

　2,000 人の 40〜64 歳の市民を対象にした『F 市の健康状況調査』の結果，普段の健康状況について聞いたところ，「非常に健康だと思う」「健康なほうだと思う」と答えた人が全体の 77.3％であった．多くの人は自分を健康だと考えているといえる．しかし，約 4 割の人が「健康」に不安を抱いており，その内容として「体力が衰えてきたこと」をあげている人が多く，次いで「ストレスが溜まること」を不安に思う割合が高い．そして，自分の健康にとって，日々の生活習慣が最も大きなリスクになると認識している．

3) F 市の 40〜60 歳の人びとに関連する地域内外の制度と施設

● 教育・文化・レクリエーション

　レクリエーション施設については，市民会館，文化センター，図書館，郷土資料館などの文化施設，体育館・トレーニングセンター (6 カ所)，野球場，パークゴルフ場 (各 3 カ所)，陸上競技場・弓道場・温水プール (各 1 カ所)，スキー場 (2 カ所)，テニスコート (4 カ所) などのスポーツ施設，また，ゴルフ場，温泉，公園などの施設があり，充実しているといえる．各施設の利用状況を把握し，満足度などの住民の声を反映させて，より充実させることが必要である．温水プールは 540 円，トレーニングセンターは 2 時間につき 200 円で使用でき，また，体育館とトレーニングセンターの申込書はインターネットでダウンロードが可能となっている．施設は 20〜21 時の夜間利用もでき，就業していても利用しやすいと考えられる．

● 保健・医療・福祉

　F 市の保健事業は，おもに保健センターを拠点に展開されている．F 市では，成人を対象としたさまざまな保健事業が行われており (**7**)，住民にとって利用選択の幅があり，住民が自分の健康状態を知り，健康に関する知識を得ることができる．18 歳以上を対象にし，健康づくり事業に取り組んでおり，健康に関するイベントに参加するとポイントが付与され，ポイント数によって商品券などと

7　F 市の成人保健事業

各種がん検診，肝炎ウイルス検査，市民総合歯科検診，F 市国保特定健診，特定保健指導，健康ポイント事業，健康べんり帳や健康手帳の発行，骨粗しょう症検診，生活習慣病予防の健康教育，大人のための健康講座，健康相談，健康学習会

(F 市保健福祉部健康増進課ウェブサイト．より)

交換できる健康ポイント事業も行われている．これらの保健事業は，F市のウェブサイトや広報によって周知されている．しかし，これらの事業は日中に行われることが多く，就業している40，50歳代の人びとは就労と生活の時間帯にも個人差があり，参加が困難な状況も考えられる．現在のF市の保健サービスを充実させるためには，成人期の住民を対象にした保健事業を展開するための住民のニーズを把握していく必要がある．

4．人びとの健康状態と生活実態のアセスメント

1）生物身体的領域

（1）死因および医療費からみた疾病の状況

標準化死亡比は，悪性新生物（女），心疾患（男女），脳血管疾患（男女），腎不全（男女）が有意に高い（8）．また，疾病別受診件数では，循環器系の疾患が第1位，内分泌，栄養および代謝疾患が2位で（9），これらの疾患について，適切な受療行動および生活習慣改善を促し，重症化予防および発症予防をすることが重要となる．F市の被保険者1人あたりの医療費は年々増加しており，とくに入院外の医療費が県よりも高い（10，11）．疾病別の患者1人あたりの医療費は，入院が多い精神および行動の障害以外では，新生物，循環系の疾患，腎尿路生殖器系の疾患となっており（12），悪性新生物の早期発見・治療，循環器疾患および腎疾患への対策が重要である．

2017年度の高額レセプトに占める生活習慣病（高血圧性疾患，糖尿病，脂質異常症，虚血性心疾患，腎不全，悪性新生物）の医療費の割合は，入院32.8%，入院外13.7%で，46%を占めており，重症化予防が急務である．

8 主要死因別標準化死亡比（SMR）

	県		F市	
	男	女	男	女
悪性新生物	103.8**	105.1**	104.9	117.8**
糖尿病	103.4	104.8	107.1	107.8
心疾患	105.9**	103.9**	108.6*	116.4**
脳血管疾患	93.0-**	90.7-**	116.8**	127.0**
腎不全	98.5	107.5*	108.3*	108.5*
不慮の事故	103.8**	87.1-**	89.3	77.2-*
自殺	106.6**	99.6	109.5	103.9

死亡数は2011〜15年までの合計，SMRは2011〜15年全国を基準
*：有意水準5%，**：有意水準1%　（県の保健統計年報．をもとに作成）

9 F市疾病別受診件数上位5位

区分	件
循環系の疾患	108,623
内分泌，栄養，および代謝疾患	98,075
消化系の疾患	90,547
筋骨格系および結合組織の疾患	71,548
呼吸器系の疾患	60,533

（40〜64歳　国保加入者2016年3月〜17年2月診療分．をもとに作成）

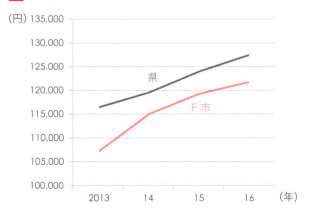

10 被保険者1人あたりの医療費（入院）

（40〜64歳　国保加入者の各年3月〜翌年2月診療分．をもとに作成）

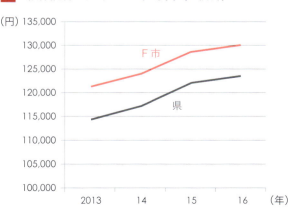

11 被保険者1人あたりの医療費（入院外）

（40〜64歳　国保加入者の各年3月〜翌年2月診療分．をもとに作成）

12 疾病別医療費統計
（患者1人あたり医療費上位5位）

区分	件
精神および行動の障害	227,142
新生物	159,889
循環系の疾患	123,494
腎尿路生殖器系の疾患	110,638
妊娠，分娩および産じょく	82,984

（40〜64歳　国保加入者2016年3月〜17年2月診療分．をもとに作成）

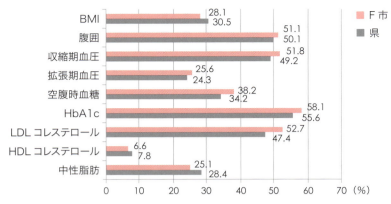

13　2017年度特定健康診査の有所見率（男性）

（F市の2017年度特定健康診査結果．をもとに作成）

（2）特定健康診査における有所見率

　2017年度の特定健康診査の結果によると，男性では，腹囲，収縮期血圧，拡張期血圧，空腹時血糖，HbA1c，LDLコレステロールの有所見率が県より多く，拡張期血圧，空腹時血糖を除き50％を超えていた（**13**）．女性では，空腹時血糖，LDLコレステロールの有所見率が県より多く，いずれも50％を超えていた．

（3）特定健康診査における性別・年齢階級別の有所見率

　有所見率を性別年齢階級別でみると（**14**），腹囲は40歳代男性で50％に近く，若い年代からの働きかけが重要となる．収縮期血圧は，40，50歳代男性は30％程度であり，血圧コントロールのための保健指導や受診勧奨が必要である．HbA1cは，40歳代男性で37.1％，40歳代女性で27.1％であり，糖尿病重症化予防のためにも改善対策の強化が急務である．LDLコレステロールは，男性はいずれの年代も50％を超え，女性は40〜60歳代は年代が上がるにつれ割合が高くなり，更年期以降のエストロゲンの減少が要因として考えられるが，男女ともに動脈硬化性疾患のリスク要因としての対策を講じる必要性がある．HDLコレステロールは，男女ともいずれの年代においても割合が低く，LDLコレステロールへの対策とともに取り組む必要がある．中性脂肪は，50歳代の男性で28.8％となっており，若い年代からの働きかけが重要となる．

（4）メタボリックシンドローム該当者および予備群について

　メタボリックシンドローム該当者および予備群は年々増加しており（**15**），とくに男性のメタボリックシンドローム該当者の増加が顕著で，心疾患や脳血管疾患などの動脈硬化性疾患を引き起こす可能性がある．そのため，階層化し，受診勧奨および特定保健指導の利用へつなげることが重要であり，人びとの生活習慣（食事，運動，睡眠，ストレス，飲酒，喫煙や健康認識など）をくわしく把握し，ハイリスクアプローチを行う必要がある．また，特定保健指導の対象とならない非肥満者であっても，男女とも約40％が血圧・血糖・脂質・喫煙の4つの生活習慣病のリスク因子のうち，2つ以上のリスク因子を保有している（**16**）．そのため，非肥満者に対するアプローチも必要である．

　また，特定健康診査の未受診者のなかにも，生活習慣病に罹患しやすい人びとがいる可能性があり，高血圧，糖尿病，脂質異常症，肥満予防のためのポピュレーションアプローチを行う必要があると考える．

（5）糖尿病未受診者・未治療者および人工透析者数について

　2017年度の特定健康診査の結果，糖尿病で受診勧奨したが医療機関未受診者が59人，医療機関受診していても未治療が32人いる（**17**）．2017年度の人工透析患者数は76人（新規3人）であり，起因が明らかとなった患者のうち，68.4％が生活習慣に起因するものであり，約5割が糖尿病に起因して透析となる糖尿病性腎症である．したがって，糖尿病および糖尿病性腎症の重症化予防に関する取り組みが必要である．

14 2017年　性別年齢階級別有所見率

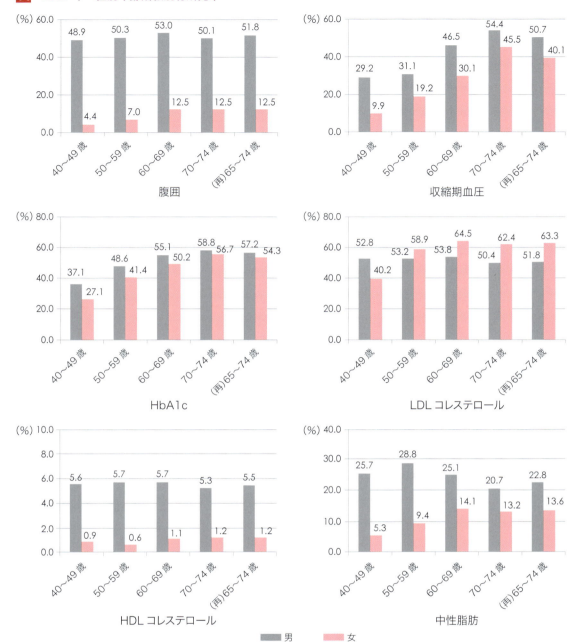

（F市の2017年度特定健康診査結果．をもとに作成）

15 メタボリックシンドローム該当者および予備群の推移

16 性別リスク保有状況（非肥満者・肥満者）

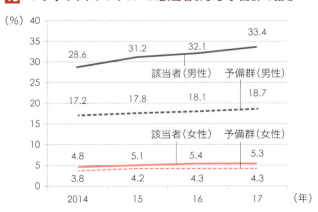

（F市の2017年度特定健康診査結果．をもとに作成）　　　　（F市の2017年度特定健康診査結果．をもとに作成）

17 特定健康診査における糖尿病未治療者の状況（2017年度）

HbA1c	3疾患治療なし HbA1c 6.5以上（受診勧奨レベル） かつ医療機関未受診	3疾患治療中 糖尿病治療なし （高血圧・脂質異常症治療中）
6.5〜6.9	35人（CKD 8人）	21人
7.0〜7.9	20人（CKD 4人）	10人
8.0〜	4人（CKD 0人）	1人

3疾患治療中は，3月〜2月の服薬歴（レセプトデータ）の血圧・脂質・血糖を抽出
CKD（慢性腎臓病）は下記の（1）〜（2）の1項目以上が該当
（1）eGFR（＜60 mL/分/1.73 m^2）　（2）尿蛋白（＋以上）

（KDBシステム．をもとに作成）

2）心理的領域

（1）生活習慣病に関する知識

生活習慣に関する調査によると（18），適切な食事内容や量について，40歳代で「知らない」と答えている割合が多い．偏った食事や過剰な食事量および活動量の不足は，肥満や高血圧，糖尿病などの生活習慣病を引き起こす可能性があるため，知識の普及に努める必要がある．また，「よく知っている」「大体知っている」と答えた人びとのなかにも，誤った認識をしている人びとがいるかもしれず，知識の程度やヘルスリテラシーをくわしく把握したうえで，働きかけていく必要がある．

（2）生活習慣病に対する認識および改善への意向

また，現在の自らの食生活について，40，50歳代の約7割強が「少し問題がある」「問題がある」と感じている．また，今後の食生活についても，40，50歳代の半数以上が「いまより良くしたい」と考えている．40，50歳代の多くが現在の自らの食生活に問題があることを認識していることは改善の強みとなり，食生活の実際とあわせて判断する必要がある．

食生活改善の意欲がある人は比較的多いが，病気と食事の関係をよく知っている人や外食料理栄養成分表示などを参考にする人は半数以下である（19）．意欲はあるが実際の行動を伴わない場合，その背景として知識が不十分なことが影響しているのか，あるいは，生活状況から行動変容できないのかを明らかにする必要がある．

特定保健指導を利用する住民の参加動機は，食生活や運動の変容，検査値の改善や自己イメージの保持など，さまざまである（20）．保健指導を実施するにあたり，集団としての健康課題への対応および個々人のニーズへの対応の両方が必要である．

糖尿病未受診者への受診勧奨の訪問や電話により，未受診の理由は糖尿病について正しく理解されていないことや自身への過信，ゆとりのなさが明らかとなり（21），病態や自身の状況への正しい認識を促すことや受診環境の調整が必要である．

18 年代別の生活習慣についての調査結果

	適切な食事内容，量に関する知識			適切な運動量，内容に関する知識		
	よく 知っている	大体 知っている	知らない	よく 知っている	大体 知っている	知らない
40〜49歳	11.8	50.5	37.7	10.4	32.4	57.2
50〜59歳	23.5	49.0	27.5	14.2	36.7	49.1
60〜64歳	26.7	47.8	25.5	23.2	45.1	31.7

	自らの食生活に関する考え				今後の食生活に関する考え		
	とくに 問題なし	少し 問題がある	問題がある	よく わからない	いまより 良くしたい	いまのままで 良い	とくに 考えていない
40〜49歳	18.2	42.2	31.5	8.1	52.3	33.8	13.9
50〜59歳	22.6	45.2	30.1	2.1	56.2	32.9	10.9
60〜64歳	38.1	33.2	23.2	5.5	42.3	41.2	16.5

（生活習慣に関する調査結果．をもとに作成）

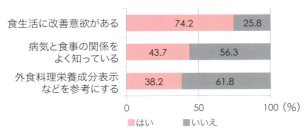

19 食生活に関する意識

- 食生活に改善意欲がある: はい 74.2 / いいえ 25.8
- 病気と食事の関係をよく知っている: はい 43.7 / いいえ 56.3
- 外食料理栄養成分表示などを参考にする: はい 38.2 / いいえ 61.8

（生活習慣に関する調査結果．をもとに作成）

20 特定保健指導の利用動機

- 検査データを改善したい
- 食事内容を健康的にしたい
- 腹囲を減らしたい
- コレステロールを下げたい
- 若さを保ちたい
- 運動不足を解消したい
- 血圧を下げたい
- ストレス解消とゆとりをもって改善に取り組みたい　など

（特定保健指導利用者のカルテ．をもとに作成）

21 糖尿病未受診の理由（訪問・電話）

- とくに症状がないから大丈夫と思っている
- 毎年同じ状況だからこのままで良いと思っている
- 病気と言われたら怖いから
- 自分で気をつけているので大丈夫と思っている
- 仕事が忙しく時間的ゆとりがないから
- 病院で長時間待たされるのがいやだから
- 過去に受診したが，医師から問題ないといわれたから　など

（糖尿病未受診者の保健指導票．をもとに作成）

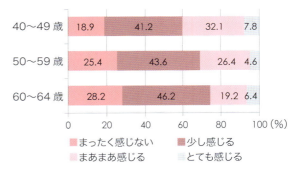

22 ストレスの状況

- 40～49歳: 18.9 / 41.2 / 32.1 / 7.8
- 50～59歳: 25.4 / 43.6 / 26.4 / 4.6
- 60～64歳: 28.2 / 46.2 / 19.2 / 6.4

■まったく感じない　■少し感じる　■まあまあ感じる　■とても感じる

（生活習慣に関する調査結果．をもとに作成）

（3）ストレスの自覚と対処

40歳代ではストレスを感じる人の割合が多く（**22**），社会的役割や家庭内役割での責任も多い年代といえる．しかし，その解消方法については，40歳代では25.9％と，4人のうち1人は「知らない」と回答しており，ストレスを解消し心の健康を保ち，生活習慣を振り返る余裕がもてるような対策が重要となる．

3) 社会的領域

（1）家庭内役割および社会的役割遂行

特定保健指導の利用動機に「健康により近づけたい」があげられており（**23**），家族の協力があることが生活習慣を改善していくうえでの強みとなる．

特定保健指導の終了者の多くは女性であり，そのうち半数は専業主婦であった．また，中断理由には，仕事の調整が困難であることや，就労の場からの協力が得られないことも要因としてあり，40，50歳代は，職場での責任も大きい時期であると考えられるため，就労の場を離れることなく生活習慣改善に取り組める方法の提供が必要といえる．

4) 行動的領域

（1）特定健康診査の受診状況

県の特定健康診査の受診率が年々高くなっているのに比べ，F市の受診率は県よりも低い状況である（**24**）．性・年代別に受診率をみると，男女ともに40歳代の受診率が低く（**25**），自覚症状の出にくい生活習慣病のリスクを有する住民を早期発見するためにも40歳代の受診率を高める必要がある．

23 特定保健指導利用者の状況

参加動機	・健康により近づきたい ・家族が参加を勧めた　など
修了生の性別・職業	・男性 12 人（自営業 8 人，会社員 4 人） ・女性 38 人（自営業 8 人，会社員 2 人，パートタイム 12 人，専業主婦 16 人）
中断の理由	・仕事の都合で日程調整がつかなかった ・はじめは休暇をとって参加したが，休暇がとれなくなった ・職場で「全然やせないし，効果ないね」といわれてしまった

（特定保健指導利用者のカルテ．をもとに作成）

24 特定健康診査受診率の推移

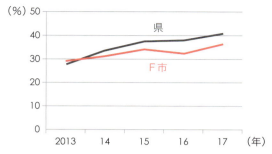

（F 市の特定健康診査・特定保健指導実施状況．をもとに作成）

25 性・年代別保健事業参加者割合（2017 年度）

		特定健康診査受診率	特定保健指導利用率（積極的支援）	特定保健指導利用率（動機づけ支援）
男	40〜49 歳	17.8	4.4	7.1
	50〜59 歳	22.5	4.9	7.7
	60〜64 歳	29.9	5.5	8.4
女	40〜49 歳	22.6	10.4	15.4
	50〜59 歳	29.9	14.9	20.8
	60〜64 歳	39.6	15.2	21.1

（F 市の 2017 年特定健康診査・特定保健指導実施状況．をもとに作成）

26 年代ごとの間食の摂取状況（生活習慣についての調査（842 人）結果から）

		ほとんど食べない	時々食べる	毎日食べる
男	40〜49 歳	80.6	11.9	7.5
	50〜59 歳	81.3	10.9	7.8
	60〜64 歳	69.5	12.2	18.3
女	40〜49 歳	82.2	10.4	7.4
	50〜59 歳	70.5	13.7	15.8
	60〜64 歳	66.7	13.0	20.3

（生活習慣についての調査．をもとに作成）

（2）特定保健指導の利用状況

特定保健指導の利用率を年代別にみると，積極的支援，動機づけ支援のいずれも年代が高くなるほど利用率が高い．運動などを積極的に行うための身体的機能が衰える前の 40，50 歳代の利用を促す必要がある．性別では，女性のほうが男性よりも利用率が高く，男性では就労との関係で保健サービスの利用行動につながっていない可能性もあり，就労や通勤時間の状況を把握し，また，職域での保健サービスの提供および利用状況もあわせて判断することが必要である．

（3）食行動の状況

食生活について，50，60 歳代女性と 60 歳代男性は，間食を毎日食べる人の割合が多い（26）．間食はエネルギー過剰摂取により肥満の要因になりうるため，適切な食行動をとるための支援が必要である．また，図表には示していないが，食塩摂取量が 10 g 未満の人は 40.7％ と半数以下であり，過剰な塩分摂取は高血圧のリスク要因であるため減塩対策が必要である．脂肪からのエネルギー摂取割合は 26.7％ と適正比率である 25％ を超えており，脂肪摂取の減少を働きかける必要がある．野菜摂取量については 1 日約 273 g である．野菜に多く含まれる食物繊維はコレステロールの吸収を阻害し，血中のコレステロールを低下させる働きもあることから，推奨量である 350 g 以上の摂取を促すよう「食事バランスガイド」などを活用した働きかけが必要である．

（4）運動の状況

40，50 歳代で運動習慣のある人は，それぞれ 18.1％，24.6％ と低い（27）．就労により運動をする時間を確保できない場合もあると考えられるため，通勤や就労の合間にできる運動を提案することが必要である．

図表には示していないが，多量飲酒者はそれほど多くはないが（男性全国 4.1％，F 市 7.3％，女性全国 0.3％，F 市 2.2％），アルコール摂取によるエネルギー過剰摂取が肥満の要因になりうるため，適切な飲酒行動をとるための支援が必要である．

特定保健指導利用者の記録によると（28），ウォーキングやエアロビクスなどの運動を始める，エネルギー摂取を減少させるなどの行動を変容した人がおり，特定保健指導を利用できることは強みに

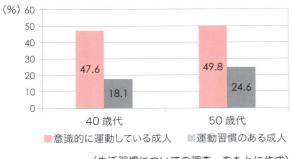

27 運動習慣

（生活習慣についての調査．をもとに作成）

28 特定保健指導利用者の個別カルテより

53歳女性 （動機づけ支援）	保健指導を受けてから週2〜3回運動施設に行き，エアロビクスのクラスに参加している．間食はなかなか減らせないが，夜8時を過ぎたら食べないようにしている．
48歳女性 （動機づけ支援）	毎日1時間ほどウォーキングを始めた．外食が多く，ご飯にうどんなどをセットで頼むこともあったが，単品にしてサラダなど野菜を食べるように変えた．
42歳女性 （積極的支援）	最近太ってきたことがとくに気になる．ケーキなどの洋菓子が好きで毎日食べていたが，週1〜2回にして和菓子に変えた．
52歳男性 （積極的支援）	自営業のため食事時間が不規則．車で移動していることが多く，3,000歩程度しか歩いてはいなかった．保健指導を受けた後，晩酌の量を減らし（ビール700 mL → 350 mL），毎晩妻と一緒に40分間散歩するようになり寝つきが良くなった．

なると考える．特定保健指導を利用していないメタボリックシンドローム該当者および予備群の住民に利用を促すこと，利用しない場合でも行動変容を促すよう働きかけることが今後の課題になる．

5) スピリチュアル領域

生活への充実感は，50歳代の約9割が「とても感じる」「まあまあ感じる」ととらえており（29），人生の充実期であるからこそ健康も重要な位置づけとなると考える．しかし，仕事が生きがいという場合には，就労を最優先することが考えられ，そのため健康への気配りが不足する可能性もあり，何を生きがいととらえているかを把握していく必要がある．

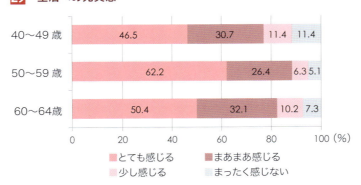

29 生活への充実感

（生活習慣についての調査．をもとに作成）

人びとの健康状態と生活実態の全体像

　標準化死亡比，疾病別受診件数，疾病別の患者 1 人あたりの医療費，高額レセプトのいずれも，生活習慣病（高血圧性疾患，糖尿病，脂質異常症，虚血性心疾患，腎不全，悪性新生物）が上位を占めており，発症予防と重症化予防が急務である．人工透析患者は，糖尿病性腎症により透析導入となっている場合が多く，糖尿病と糖尿病性腎症の重症化予防，糖尿病未治療者に関する取り組みが必要である．

　特定健康診査の結果から，メタボリックシンドローム該当者および予備群は年々増加している．とくに男性のメタボリックシンドローム該当者の増加が顕著であるため，階層化し，受診勧奨および特定保健指導の利用へつなぐことが重要であり，人びとの生活習慣をくわしく把握し，ハイリスクアプローチを行う必要がある．また，2 つ以上のリスク因子を保有している非肥満者へのハイリスクアプローチも必要である．また，特定健康診査の未受診者にも生活習慣病に罹患しやすい人びとがいる可能性があり，高血圧，糖尿病，脂質異常症，肥満予防のためのポピュレーションアプローチを行う必要があると考える．

　生活習慣に関する調査より，適切な食事内容や量を知らない一方で，現在の自らの食生活に問題を認識し，食生活改善に意欲的な人が比較的多いことは強みである．

　糖尿病未受診の理由には，糖尿病の正しい理解がないことや自身への過信，ゆとりのなさがあり，病態や自身の状況への正しい認識を促すことや受診環境の調整が必要である．

　40 歳代はストレスを感じる人の割合が多いが，4 人に 1 人は解消方法を知らないため，ストレスを解消し心の健康を保つための支援が必要である．

　特定保健指導の利用動機や家族の協力があることが，生活習慣を改善するうえでの強みとなる．特定保健指導の中断理由には，仕事の調整困難や就労の場からの協力が得られていないことも要因としてあり，就労の場を離れることなく生活習慣改善に取り組める方法の提供が必要といえる．

特定健康診査の受診率は県と比較しても低迷しており，とくに男女ともに受診率が低い 40 歳代の受診率を高める必要がある．特定保健指導は年代が高くなるほど利用率が高く，運動などを積極的に行うための身体的機能が衰える前の 40，50 歳代の利用を促す必要がある．特定保健指導を利用することで生活習慣を改善できているため，特定保健指導を利用していないメタボリックシンドローム該当者および予備群の利用の促進，利用しない場合の行動変容を促す働きかけが重要である．

　食生活について，エネルギーの過剰摂取，過剰な塩分摂取，野菜摂取不足への働きかけが必要である．

　40，50 歳代で運動習慣のある人は 20% を下回っており，通勤や就労の合間にできる運動を提案し，運動習慣のある住民の割合を高めることが必要である．

　50 歳代の約 9 割が生活への充実感を感じるととらえており，人生の充実期であるからこそ健康も重要な位置づけとなると考える．

5. 健康課題の特定と分析

「男性のメタボリックシンドローム該当者が増加している」（実在型）を健康課題とした．

健康課題の原因・背景要因：→　対処力・資源：→　健康課題への影響：……▶
赤文字：対処力になりうる人びととコミュニティのもつ強み

健康課題の影響の予測

[人びとの集団]
生物身体的領域
・標準化死亡比：心疾患・脳血管疾患・腎不全が高い
・BMI≧25.0 が 3 割以下である
・人工透析患者数 76 人（新規 3 人）
・透析の起因は約 5 割が糖尿病性腎症
・糖尿病未受診者 59 人，受療中でも糖尿病未治療者 32 人
心理的領域
・食生活，運動や病態に関する知識が不十分の可能性がある
・ストレスをかかえ，生活習慣改善のためのこころのゆとりがない
・生活習慣改善について意欲がある
社会的領域
・就労の場からの協力が得られにくい
・家族の協力がある
行動的領域
・40 歳代の特定健康診査の受診率が低い
・男性の特定保健指導の利用率が低い
・多量飲酒者の割合が高い
・運動習慣のある人は 2 割未満である
・意識して運動する人が 5 割近くいる
・特定保健指導利用者には行動変容できた人がいる
スピリチュアル領域
・生活への充実感をもつ人が 50 歳代に多い

[健康課題]
男性のメタボリックシンドローム該当者が増加している

（指標）
・メタボリックシンドローム該当者割合
　男性：2014 年 28.6% → 2017 年 33.4%
　女性：2014 年 4.8% → 2017 年 5.3%
・腹囲週有所見率：51.1%
・収縮期血圧有所見率：51.8%
・HbA1c 有所見率：58.1%
・LDL コレステロールの有所見率：58.8%
・2 つ以上のリスク因子を有する男性非肥満：39.8%，肥満：52.1%

[人びとへの影響]〈介入 / 放置〉
身体的領域
・腹囲，血圧，HbA1c，LDL コレステロール有所見率　〈減少 / 増加〉
・メタボリックシンドローム該当者，予備群割合　〈減少 / 増加〉
・心疾患，脳血管疾患，腎不全死亡率　〈低下 / 増加〉
・新規人工透析導入者　〈抑制 / 増加〉
・糖尿病未治療者　〈減少 / 増加〉
心理的領域
・疾病予防のヘルスリテラシー　〈向上 / 低下〉
・生活習慣改善についての意欲　〈向上 / 不足〉
社会的領域
・家族員の協力の程度　〈向上 / 不足〉
行動的領域
・特定健康診査受診率　〈向上 / 停滞〉
・特定保健指導利用率　〈向上 / 停滞〉
・運動習慣者の割合　〈向上 / 停滞〉
スピリチュアル領域
・生活への充実感　〈充実 / 減退〉

F 市

[環境要因]
・（物理的環境）冬季の気温が低く，戸外の運動が制限される
・（政治と行政）市の総合計画に，福祉医療の充実が盛り込まれ推進されている
・（産業・経済）食品成分表示施設が少ない
・（教育）生涯学習のための講座が多く開催されている
・（交通・情報・コミュニケーション）バス路線以外は自家用車での移動が多い．ネットワークセンターがあり保健活動にも活用できる
・（教育・文化・レクリエーション）文化・スポーツ施設が数多くあり，安価で利用できる

[保健医療と社会福祉要因]
・医療機関の数が多く，健診や治療が受けやすい
・専門医の治療を受けることができる
・市立病院とは連携がとれる関係にある
・保健事業が多く開催され，利用選択の幅がある
・保健事業の開催が日中である
・保健サービスの情報が周知されている

[環境要因への影響]〈介入 / 放置〉
・運動施設の利便性　〈向上 / 停滞〉
・食品成分表示施設の数　〈増加 / 停滞〉
・自治体の総合計画における生活習慣病対策の位置づけ　〈充実 / 後退〉

[保健医療と社会福祉要因への影響]
〈介入 / 放置〉
・生活習慣病予防の健康教育実施状況　〈増加 / 停滞〉
・特定健康診査実施機関の利便性　〈向上 / 停滞〉
・特定保健指導の体制　〈充実 / 停滞〉
・保健指導の機会の多様性と利便性　〈促進 / 停滞〉
・専門医との連携　〈促進 / 停滞〉

[対外システム・上位システム]
・食生活が欧米化している
・車社会や文明化により，身体活動量が減少している
・都道府県国保による保健事業支援・評価がある
・健康日本 21（第二次）にもとづく健康増進計画や，データヘルス計画策定による糖尿病重症化対策が推進されている

[対外システム・上位システムへの影響]
〈介入 / 放置〉
生活習慣病予防・糖尿病重症化予防対策
　〈近隣市町村のモデルとなる / 低迷〉
国民医療費　〈抑制 / 増加〉

6. 健康課題への対策

特定した「男性のメタボリックシンドローム該当者が増加している」という健康課題に対し，早期からの改善が必要であり，40,50歳代の成人保健対策を見直し，以下の目標を達成するために，原因・背景要因対策，問題状況緩和対策・重症化予防対策，対処力増強対策について立案する．

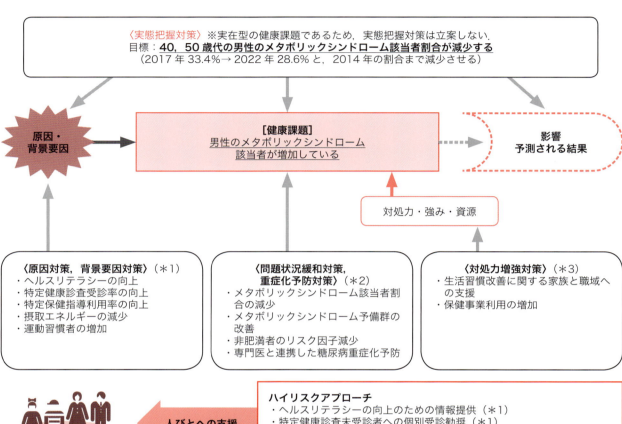

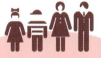

7. 施策体系の立案

1) おもな施策体系の計画

基本方針	施策	具体的な取り組み（人びとおよびコミュニティへの支援）
ヘルスリテラシー向上	ヘルスリテラシーの向上	・健康の情報とサービスが簡単に利用できるナビゲーションシステムの開発（＊1） ・ITを用いた生活習慣改善・保健事業利用に関する啓発（＊3）
健康増進・生活習慣改善	摂取エネルギーの減少	・食品産業との連携による食品成分表示の推進（＊1）
	運動習慣者の増加	・民間企業との連携によるスポーツ施設利用の促進（＊1）
	保健事業利用の増加	・保健事業利用者のためのフレックス勤務の推奨（＊3）
	生活習慣改善に関する家族・職域支援	・生活習慣改善に関する家族への健康教育（＊3）
疾病予防・重症化予防	特定健康診査受診率の向上	・特定健康診査未受診者への個別受診勧奨（＊1）
	特定保健指導利用率の向上	・特定保健指導未利用者への個別利用勧奨（＊1）
	メタボリックシンドローム予備群の改善	・メタボリックシンドローム予備群への積極的支援（＊2）
	非肥満者のリスク因子の減少	・リスク因子保有の非肥満者への保健指導の実施（＊2）
	メタボリックシンドローム該当者割合の減少	・テーラーメイドの生活習慣改善の支援（動機づけ支援，積極的支援）（＊2）
	専門医と連携した糖尿病重症化予防	・糖尿病未受診者への受診勧奨（＊2） ・糖尿病未受診者・治療中断者の専門医との連絡システムの創設（＊2）
システム強化	メタボリックシンドローム予防に焦点を当てた対策の強化	メタボリックシンドローム予防に焦点を当てた保健医療福祉計画立案（＊2）

2) 具体的な事業計画の一例

市（区）町村名	F市
健康課題	「男性のメタボリックシンドローム該当者が増加している」
事業名	特定健診未受診者受診勧奨事業（＊1）
目的	生活習慣病の発症予防，早期発見，重症化予防を図るために，未受診者への受診勧奨を行い受診につなげる．
対象	40，50歳代の生活習慣病で通院中でなく，特定健診2年連続の未受診者860人
法的根拠，施策との関連性・位置づけ	国民健康保険法，疾病予防・重症化予防対策における特定健康診査受診率の向上に位置づける．
実施計画	[方法] 郵送，電話による勧奨 [期間] 7月から翌3月 [実施内容]・対象者全員に郵送で受診勧奨を行う ・6カ月後未受診であれば電話で受診勧奨する ・その際，未受診の理由と生活状況等を把握する

事業評価内容等		
ストラクチャー評価	[目標値]・事業実施の人員：6人×7カ月 ・予算：1,500千円 ・実施マニュアルの作成	[結果]
プロセス評価	[目標値]・勧奨時間（平日，夜間，休日）は適切であったか ・生活習慣病で通院中の者は，対象者から除外できたか ・対象者の未受診理由と生活状況の把握できたか	[結果]
アウトプット（事業実施量）評価	[目標値]・対象者への通知100％ ・電話による受診勧奨率80％	[結果]
アウトカム（成果）評価	[目標値]・郵送による受診勧奨者の受診率10％ ・電話による受診勧奨者の受診率30％ ・特定健診2年連続未受診者の受診率40％ ・特定健診受診率（全体）60％ ：特定健診受診率の推移4％向上	[結果]

8. 施策評価計画の作成

「男性のメタボリックシンドローム該当者が増加している」という健康課題に対する一連の対策を実施した後，評価指標に沿って，プロセス評価，アウトカム評価およびシステム評価を行うことが重要である．メタボリックシンドローム該当者の減少という問題状況が緩和されたかということがアウトカム評価になり，原因や背景要因が削減されたか，対処力が増強されたかということがプロセス評価になる．また，コミュニティ対策および地域外との協働対策がシステム評価となる．今回は目標値を設定していないが，本来ならば評価計画を立案した段階で現状の数値をどれくらい増減するのか，推奨されている数値はどの程度かということをふまえ目標値を設定する．また，表に示すように，各対策に対する事業については，さらに詳細な評価計画を計画の段階より作成する．

施策評価計画（10年間）

	評価指標	評価方法	評価時期
プロセス評価	・特定健康診査受診率 ・特定保健指導利用率 ・間食率 ・脂肪エネルギー比 ・食物繊維摂取量 ・塩分摂取量 ・運動習慣者割合 ・保健事業利用状況	特定健康診査受診結果 特定保健指導利用結果 食生活についてのアンケート調査 〃 〃 〃 運動習慣についてのアンケート調査 保健事業参加率	年度ごと
アウトカム評価	・特定健康診断結果：有所見者割合 　　メタボリックシンドローム該当 　　メタボリックシンドローム予備群 　　高血圧，脂質異常症，糖尿病 　　腹囲 ・糖尿病未受診・未治療者数 ・特定健康診断結果：有所見者割合 ・非肥満者で2つリスク因子あり ・受療率：高血圧，脂質異常症，糖尿病，腎疾患 ・人工透析新規導入者数	特定健康診査受診結果 KDBシステム 健康診査受診結果分析 〃 レセプト分析	年度ごと 5年で中間評価を行う
システム評価	・保健医療福祉計画におけるメタボリックシンドローム対策の位置づけ ・食品成分表示の施設数 ・保健事業利用者に就労者が占める割合 ・就労地域での特定健康診査・特定保健指導の相互利用システムの開発 ・フレックス制度の導入事業所数 ・民間スポーツ施設との連携数 ・糖尿病連絡システムの活用件数	保健医療福祉計画の内容分析 保健所への届出数 保健事業参加者の職業の分析 他自治体との相互利用提携状況 実態調査 〃 保健事業のまとめ	中間評価時 年度ごと 5年で中間評価を行う

文献

1) Russell ML : Community Health and Wellness Needs Assessment : A Step-By-Step Guide. Delmar Learning, 2002.
2) Helvie CO : Advanced Practice Nursing in the Community. Sage Publications Ltd, 1997.
3) Martin KS, Scheet NJ : THE OMAHA SYSTEM Applications for Community Health Nursing. SAUNDERS, 1992.
4) Anderson ET : Community as Partner : Theory and Practice in Nursing. Lippincott Williams & Wilkins, 2004.
5) Dochterman JM : Bulechek GM : Nursing Interventions Classification (NIC). 4 th ed, Mosby, 2003.
6) Moorhead S, et al : Nursing Outcomes Classification (NOC). 3rd ed, Mosby, 2003.
7) Keller LO, et al : Population-based public health nursing interventions : a model from practice. *Public Health Nurs*, 15 (3) : 207-215, 1998.
8) Keller LO, et al : Population-based public health interventions : practice-based and evidence-supported, Part Ⅰ. *Public Health Nurs*, 21 (5) : 453-468, 2004.
9) Keller LO, et al : Population-based public health interventions : innovations in practice, teaching, and management, Part Ⅱ. *Public Health Nurs*, 21 (5) : 469-487, 2004.
10) Kuehnert PL : The Interactive and Organizational Model of Community as Client : a model for public health nursing practice. *Public Health Nurs*, 12 (1) : 9-17, 1995.
11) Kuss T, et al : A public health nursing model. *Public Health Nurs*, 14 (2) : 81-91, 1997.
12) Smith K, Bazini-Barakat N : A public health nursing practice model : melding public health principles with the nursing process. *Public Health Nurs*, 20 (1) : 42-48, 2003.
13) Evans-Agnew R, et al : Community health needs assessment : expanding the boundaries of nursing education in population health. *Public Health Nurs*, 34 (1) : 69-77, 2016.
14) Carpenito-Moyet LJ（新道幸恵監訳）：看護診断ハンドブック．第7版，医学書院，2006．
15) Johnson M, et al（eds）（藤村龍子監訳）：看護診断・成果・介入 NANDA, NOC, NIC のリンケージ．第2版，医学書院，2006．
16) NANDA インターナショナル（日本看護診断学会，中木高夫訳）：NANDA 看護診断定義と分類 2005-2006．医学書院，2005．
17) Alfaro-LeFevre R（江本愛子訳）：基本から学ぶ看護過程と看護診断．第5版，医学書院，2004．
18) Stolte KM（小西恵美子，太田勝正訳）：健康増進のためのウェルネス看護診断．南江堂，1997．
19) Dochterman JM，Bulechek GM（中木高夫，黒田裕子訳）：看護介入分類（NIC）．原著第4版，南江堂，2006．
20) Moorhead S, et al（江本愛子監訳）：看護成果分類（NOC） 看護ケアを評価するための指標・測定尺度．第3版，医学書院，2005．
21) Clark MJ（野地有子監訳）：コミュニティヘルスナーシングハンドブック 地域看護におけるディメンションモデル．日本看護協会出版会，2001．
22) 川上富雄編：地域アセスメント 地域ニーズ把握の技法と実際．学文社，2017．
23) 近江環人地域再生学講座編：地域診断法 鳥の目，虫の目，科学の目．新評論，2012．
24) 財務省：日本の財政関係資料．pp5-9，2017．
25) 中谷友樹：空間疫学と地理情報システム．*J Natl Inst Public Health*，57 (2)：99-116，2008．
26) 松原治郎：コミュニティの社会学．東京大学出版会，1978．
27) 鈴木 広，友枝敏雄，他編：社会学と現代社会．恒星社厚生閣，1993．
28) 川野雅資，本江朝美：『基本から学ぶ看護過程と看護診断スタディガイド』第5版準拠．医学書院，2005．
29) 平野かよ子：最新保健学講座2 地域看護学総論2 地域診断と保健福祉対策．メヂカルフレンド社，2004．
30) 平野かよ子：地域特性に応じた保健活動地域診断から活動計画・評価への協働した取り組み．ライフ・サイエンス・センター，2004．
31) 水嶋春朔：地域診断のすすめ方 根拠に基づく健康政策の基盤．医学書院，2000．
32) 障害者福祉研究会編：ICF 生活機能分類 国際障害分類改訂版．中央法規出版，2002．
33) 金川克子編：地域看護診断 技法と実際．東京大学出版会，2000．

地域保健福祉活動のための
地域看護アセスメントガイド 第2版
地区活動ならびに施策化の
アセスメント・活動計画・評価計画の立案　ISBN978-4-263-23710-6

2007年 7月10日	第1版第 1 刷発行
2017年12月10日	第1版第11刷発行
2018年10月 5 日	第2版第 1 刷発行
2022年 1月10日	第2版第 5 刷発行

編　者　佐　伯　和　子
発行者　白　石　泰　夫
発行所　医歯薬出版株式会社

〒113-8612　東京都文京区本駒込 1-7-10
TEL.　(03)5395-7618(編集)・7616(販売)
FAX.　(03)5395-7609(編集)・8563(販売)
https://www.ishiyaku.co.jp/
郵便振替番号 00190-5-13816

乱丁，落丁の際はお取り替えいたします　　印刷・あづま堂印刷／製本・皆川製本所
Ⓒ Ishiyaku Publishers, Inc., 2007, 2018. Printed in Japan

本書の複製権・翻訳権・翻案権・上映権・譲渡権・貸与権・公衆送信権（送信可能化権を含む）・口述権は，医歯薬出版（株）が保有します．
本書を無断で複製する行為（コピー，スキャン，デジタルデータ化など）は，「私的使用のための複製」などの著作権法上の限られた例外を除き禁じられています．また私的使用に該当する場合であっても，請負業者等の第三者に依頼し上記の行為を行うことは違法となります．

JCOPY ＜出版者著作権管理機構　委託出版物＞
本書をコピーやスキャン等により複製される場合は，そのつど事前に出版者著作権管理機構（電話 03-5244-5088，FAX 03-5244-5089，e-mail：info@jcopy.or.jp）の許諾を得てください．